Yoga sur chaise pour les seniors
plus de 60 ans

Le guide ultime pour atteindre votre forme et votre poids idéal en 7 minutes avec des exercices pratiques et simples.

Plan du débutant à l'expert

CLOTILDE MORGAUT

Sommaire

Introduction

Le yoga, une pratique ancienne mais très prisée en Inde, associe des postures physiques, le contrôle de la respiration et le calme de l'esprit. Ses avantages pour la santé ne sont pas un secret. Si vous pratiquez assidûment le yoga, vous gagnerez en souplesse, en équilibre et en concentration. Ce guide s'adresse aux femmes plus âgées qui commencent à pratiquer le yoga ou qui approfondissent leur démarche. Il présente le yoga sur chaise, une version douce du yoga classique. Vous pouvez le pratiquer en position assise et il n'est pas nécessaire d'être en super forme pour l'essayer.

Ce livre vous prend par la main, vous montrant les bases du yoga ainsi qu'un programme de démarrage de 28 jours conçu à votre façon. Avec seulement dix minutes par jour, vous pouvez lentement mais sûrement développer votre force musculaire, maintenir la fluidité de vos articulations et améliorer la santé de votre cœur. La cerise sur le gâteau ? Un meilleur sommeil, une digestion plus facile et une bonne humeur !

Mais n'oubliez pas que le yoga ne peut pas remplacer les conseils d'un médecin. Si vous avez des problèmes de santé, parlez-en à votre médecin. Ce livre est un guide amical qui vous encourage à vous sentir bien au quotidien. Il n'y a pas de meilleur moment que le présent, alors bougeons!

Les bienfaits du yoga sur chaise pour les seniors

Le yoga sur chaise, un type de yoga doux, est parfait pour les personnes âgées ou celles dont les mouvements sont limités. Pratiqué entièrement en position assise, il offre de nombreux avantages pour la santé des personnes âgées de 60 ans et plus.

Le yoga sur chaise : un superbe allié après 60 ans

Le yoga, un art intemporel, a des effets bénéfiques bien documentés sur la santé mentale et physique. Une pratique régulière peut ralentir les effets du vieillissement tels que la raideur des articulations, les problèmes d'équilibre et la faiblesse musculaire. Le yoga sur chaise est une version modifiée du yoga traditionnel et convient parfaitement aux personnes âgées ou à mobilité réduite. Aucun équipement spécifique ou tapis n'est nécessaire. Tous les mouvements sont effectués en position assise sur une chaise, ce qui rend le yoga physiquement confortable. Découvrez les avantages de cette activité utile pour les femmes de plus de 60 ans.

Les articulations deviennent plus mobiles

Au fur et à mesure que nous vieillissons, nos articulations se durcissent, ce qui entraîne de l'inconfort et une diminution des mouvements. La pratique régulière du yoga sur chaise peut assouplir toutes les articulations importantes - épaules, coudes, poignets, hanches, genoux et chevilles. Tous les étirements sont doux, sans mouvements forcés. Chaque pose utilise l'amplitude naturelle des articulations et augmente leur flexibilité au fil du temps. L'exercice régulier du yoga sur chaise rend les personnes âgées plus agiles, combat l'arthrose et soulage les douleurs rhumatismales.

Les muscles se renforcent

Le yoga sur chaise renforce en toute sécurité tous les muscles - ceux qui sont nécessaires à la posture, à la respiration et aux expressions faciales. Les pratiques respiratoires font travailler l'abdomen, le dos et les muscles entre les côtes, tandis que les étirements ciblent les membres supérieurs et inférieurs. Contrairement à certaines activités de remise en forme, le yoga ne provoque pas de douleurs musculaires. Les poses sont maintenues pendant plusieurs respirations, suffisamment longtemps pour solliciter les muscles sans les surcharger. Pratiqué régulièrement, le yoga sur chaise aide à lutter contre la faiblesse musculaire généralement liée au vieillissement.

Stimulation de l'équilibre

La pratique du yoga sur chaise améliore votre équilibre et votre coordination. Vous prenez conscience de la position de vos membres. Vous vous exercez à la fois debout et assis, en utilisant la chaise comme support. La pratique régulière du yoga sur chaise réduit le risque de chute, une cause fréquente d'hospitalisation chez les personnes de plus de 75 ans.

Amélioration de la circulation sanguine

Le yoga sur chaise active votre corps en douceur, favorisant la circulation sanguine. Il réchauffe votre corps, atteignant tous les tissus. Il aide à prévenir les problèmes cardiaques et les problèmes de jambes lourdes, fréquents chez les personnes âgées inactives.

Un bon sommeil

De nombreuses personnes âgées ont du mal à dormir. La pratique régulière du yoga sur chaise peut considérablement améliorer le sommeil. Les exercices de respiration et de réflexion créent un état de relaxation idéal pour le sommeil. Ils réduisent également la tension physique et le stress, ennemis d'un bon sommeil. Un sommeil plus facile et un meilleur repos vous attendent.

Une meilleure digestion

L'avancée en âge entraîne souvent des problèmes digestifs. Le yoga permet d'assouplir les muscles de l'estomac, ce qui améliore la digestion. Il existe des exercices spécifiques qui se concentrent sur l'intestin, en massant les parties internes. Associés à des respirations profondes, ils aident à gérer les mouvements de l'intestin et à réduire les ballonnements inconfortables et autres problèmes digestifs.

Amélioration de l'humeur

Le yoga n'illumine pas seulement le corps, mais aussi l'esprit, ce qui le rend vital pour la santé émotionnelle des adultes plus âgés. La respiration relaxante et les activités de méditation apaisent les tensions. Les hormones du bonheur, les endorphines, se multipliant, le stress et l'inquiétude diminuent. Le yoga peut aider à réduire la dépression, souvent observée chez les personnes âgées moins actives, et à obtenir une humeur plus heureuse et une perspective positive!

Santé du cerveau

Le yoga aiguise vos capacités mentales et ralentit le vieillissement du cerveau. Une pratique régulière peut stimuler la concentration et la mémoire et garantir que votre esprit reste alerte. Le mélange de poses changeantes et d'exercices de respiration favorise la coordination et l'éveil de l'esprit. Grâce au yoga, vous contribuez à préserver vos capacités cérébrales et intellectuelles. Prêt à essayer le yoga sur chaise pour maintenir un mode de vie sain après 60 ans ? Il s'agit d'une pratique facile dont les bienfaits physiques et mentaux sont immédiats. Entamez dès aujourd'hui votre voyage vers le bien-être !

À qui s'adresse ce livre ?

Ce livre s'adresse avant tout aux femmes âgées, novices en matière de yoga ou désireuses de (re)commencer. Il est spécifiquement adapté aux femmes de plus de 60 ans désireuses d'entretenir leur bien-être.

Débuter le yoga après 60 ans

Ce livre s'adresse aux femmes âgées peu habituées au yoga. Il contient des descriptions approfondies des bienfaits du yoga et des séquences de séances, ce qui permet à toute débutante de commencer en toute sérénité. Le yoga sur chaise n'exige pas de prouesses physiques ni de souplesse. Les poses sont modifiées en fonction de vos capacités. Commencez à votre rythme, avec seulement 10 minutes par jour. Une base solide est construite en un mois, permettant une pratique quotidienne et des gains immenses.

Reprendre le yoga en douceur

Si vous avez déjà fait du yoga, ce livre vous aide à (re)commencer en douceur. Nos capacités et notre souplesse s'adaptent avec l'âge. Quelle que soit votre expérience antérieure, ce livre vous aide à vous réhabituer. En 28 jours, vous serez de retour à l'action, en adoptant votre activité de prédilection. Le yoga vous attend avec impatience, continuant à repousser les effets du vieillissement sur le corps et l'esprit!

Un guide pour les seniors actifs

Ce livre est un véritable bijou pour les femmes de plus de 60 ans qui souhaitent rester en forme. Une simple routine de dix minutes de yoga sur chaise peut maintenir la souplesse de vos articulations et la fermeté de vos muscles. Contrairement aux sports à fort impact, le yoga est doux pour les articulations, et vous pouvez donc le pratiquer même si vous souffrez de certains handicaps. Associé à une alimentation saine et à des promenades régulières, le yoga contribue au maintien de votre bien-être. Quel que soit votre niveau de départ ou vos habitudes en matière d'activités physiques, ce livre vous aidera à comprendre les attributs gratifiants du yoga sur chaise après 60 ans. Plongez dans l'aventure et savourez le plaisir de rester actif !

Précautions à prendre avant de commencer

Le yoga sur chaise est un excellent moyen de rester en forme après 60 ans. Mais, comme pour toute nouvelle activité physique, il faut être prudent, surtout si vous avez des problèmes de santé. Avant de vous lancer, assurez-vous que cette activité répond à vos besoins.

Consultez d'abord un médecin avant de commencer votre programme

Attention ! Cet ouvrage ne remplace pas l'avis d'un professionnel de la santé. Avant de commencer un quelconque programme, il est toujours conseiller de consulter votre médecin.

Si vous avez des problèmes cardiaques, pulmonaires, articulaires ou autres, il est essentiel d'en parler à votre médecin avant de commencer le yoga sur chaise. Bien que cet exercice soit doux, il encourage les mouvements du corps et peut ne pas convenir dans certaines situations. Informez également votre professeur de tout problème de santé afin qu'il puisse adapter les postures. Ne faites que les mouvements qui vous semblent confortables et changez de position si nécessaire. En cas de douleur ou d'inconfort, arrêtez immédiatement. Votre santé doit toujours être la priorité.

Restez hydraté

N'oubliez pas de bien vous hydrater avant et après chaque séance de yoga sur chaise, surtout par temps chaud. Buvez suffisamment d'eau pour compenser la perte d'eau due à la transpiration et à la respiration. Si vous prenez un diurétique ou si vous avez du mal à boire suffisamment, soyez très prudent. Le manque d'eau peut vous rendre instable. Discutez avec votre professeur de la possibilité de boire pendant les séances.

Évitez de manger juste avant votre séance

Il est préférable de laisser passer au moins 1h30 à 2h après un repas copieux avant de faire du yoga sur chaise. Certains mouvements de flexion, de torsion ou inversés peuvent en effet provoquer des remontées acides ou des troubles digestifs. Si la faim vous tenaille, contentez-vous d'une petite collation légère avant la séance pour éviter les fringales et les baisses de sucre. Fruits secs, yaourt et biscuits secs sont de bonnes options. Buvez par-dessus pour faciliter la digestion.

Adaptez vos tenues

Optez pour une tenue ample qui ne serre ni ne remonte pendant les mouvements. Shorty, legging et tee-shirt conviennent parfaitement, à condition de ne pas avoir froid. Chaussettes et chaussons sont recommandés par temps frais. Évitez les bijoux qui pourraient gêner ou accrocher. Attachez vos cheveux si besoin pour dégager votre visage et votre nuque. Vous devez être parfaitement à l'aise pour vous mouvoir sans entraves et vous concentrer sur les postures.

Bien régler votre chaise

Vérifiez la hauteur de votre chaise et de son dossier avant de commencer. Asseyez-vous au bord de l'assise, dos droit, pieds bien à plat sur le sol et genoux à hauteur des hanches. Vos cuisses doivent être parallèles au sol.Si besoin, surélevez votre chaise avec un coussin pour être bien positionné. Vos mouvements n'en seront que plus confortables et efficaces. Vous limiterez aussi les risques de chute ou de faux mouvements.

Respirez profondément

À chaque pose, essayez de respirer profondément par le ventre et non par la poitrine. Inspirez par le nez, remplissez votre ventre, puis expirez par la bouche en ramenant votre ventre vers votre colonne vertébrale. Imaginez que l'air circule à travers vous, cela améliore l'expérience du yoga.

Connaissez-vous d'abord

Pendant le yoga, surveillez les réactions de votre corps. Ne dépassez pas vos limites ou votre niveau de confort. Le yoga n'a rien à voir avec la compétition ou la performance ; contentez-vous d'être à l'écoute de votre respiration, de vos sentiments et de vos sensations physiques et travaillez à votre propre rythme dans le sens du bien-être.

Allez-y doucement

Si vous commencez le yoga sur chaise après 60 ans, ne vous précipitez pas. Commencez par de brèves séances de 5 à 10 minutes et augmentez progressivement les difficultés et la durée. Si vous allez trop vite ou si vous le faites trop longtemps, vous risquez de vous blesser ou de vous retrouver avec des douleurs insupportables. Faites donc attention et commencez à pratiquer le yoga sur chaise, car c'est un excellent moyen de rester fort et agile après 60 ans.

Chapitre 1 : Comprendre le yoga

Les racines du yoga remontent à l'Inde ancienne. Il implique des positions corporelles particulières, le contrôle de la respiration et le calme de l'esprit. Ses avantages pour la santé sont prouvés et acceptés.

Dans cette première partie, nous nous penchons sur les concepts fondamentaux du yoga. Nous clarifions ce qu'est le yoga et son origine. Vous découvrirez qu'il existe un large éventail de types de yoga, des formes dynamiques aux formes plus calmes.

Par la suite, nous mettons en évidence les impacts positifs du yoga sur la santé de votre corps et de votre esprit. Nous explorerons comment le yoga lutte contre le stress, les maladies cardiaques, le diabète, les os fragiles et le sentiment de déprime.

Nous visons à vous aider à mieux comprendre le yoga et ses bienfaits au quotidien. Vous acquerrez les connaissances nécessaires pour choisir le style de yoga qui répond à vos besoins individuels et à vos capacités.

Qu'est-ce que le yoga ?

Le yoga est une pratique ancestrale originaire de l'Inde. Il fait appel à différentes positions du corps, appelées asanas, à des exercices de respiration, appelés pranayama, et à la méditation. Ses bienfaits physiques, mentaux et spirituels sont bien connus. Plongeons dans l'histoire du yoga et son évolution au fil du temps.

Les débuts du yoga

Le yoga a vu le jour dans l'ancienne civilisation indienne comme un moyen de rechercher une compréhension spirituelle. Les Vedas, écrits religieux hindous vieux de plus de 5 000 ans, ont été les premiers à parler du yoga. "Yoga" vient du mot sanskrit "yuj". Il signifie "joindre", "unir" ou "contrôler". Cela nous indique l'objectif principal du yoga : unir son moi personnel au moi universel et obtenir la paix dans son corps, son mental et son esprit.

Les Yoga Sutras de Patanjali

Au IIe siècle avant J.-C., Patanjali rédigea les Yoga Sutras. Ce texte clé a encore une grande influence sur le yoga aujourd'hui. Il organise le yoga en une voie en huit parties (Ashtanga Yoga), énumérant les étapes et les lignes directrices pour atteindre le Samadhi. Il s'agit d'un état suprême de conscience. Les Yoga Sutras mettent l'accent sur les aspects éthiques, physiques et méditatifs du yoga, offrant ainsi une structure complète pour la pratique.

La transformation du yoga

Les idées fondamentales du yoga ont pris forme il y a longtemps, et cette pratique millénaire continue d'évoluer. Dans le passé de l'Inde, des types uniques de yoga ont vu le jour, chacun présentant ses propres idées et pratiques. Qu'il s'agisse du dévouement et de l'amour spirituel du bhakti yoga ou des actes altruistes du karma yoga, ces différentes voies témoignent de l'essence vibrante du yoga. Au cours des années 1900, le yoga s'est répandu dans les pays occidentaux, remodelé pour un public nouveau. Des professeurs de yoga influents comme Swami Vivekananda, T. Krishnamacharya et B.K.S. Iyengar ont joué un rôle essentiel dans l'introduction du yoga en Occident, en soulignant ses avantages pour nos corps et nos esprits.

En somme

Le yoga, enraciné dans l'antiquité avec un passé coloré, est plus que de simples poses. C'est un art profond qui vise l'unité et l'équilibre entre le corps, l'esprit et l'âme. En comprenant les racines et la transformation du yoga, nous pouvons vraiment apprécier son importance et son potentiel pour modifier nos vies.

Quels sont les différents types de yoga ?

Le yoga, ancré dans l'histoire, comprend de nombreuses formes et techniques. Chaque type de yoga offre une méthode unique et des avantages distincts. Ceux-ci permettent aux gens de choisir un style qui correspond à leur santé, à leurs besoins et à leurs aspirations spirituelles. Comprenons les différentes formes de yoga qui ont émergé au fil des ans.

Hatha Yoga

Hatha Yoga est le fondement de tout le yoga basé sur les postures. Il met l'accent sur les asanas (postures), le pranayama (méthodes de respiration) et la méditation. Son objectif est de préparer le corps et l'esprit à la méditation et à l'illumination spirituelle. Ses séances sont généralement plus lentes et plus douces, ce qui en fait un choix idéal pour les nouveaux venus.

Ashtanga Yoga

Ashtanga Yoga est une variante austère et dynamique du yoga, basée sur une séquence de postures fixes reliées par la respiration. Il est réputé pour son caractère physique intense, qui renforce la force, la souplesse et l'endurance. Les adeptes répètent une série d'asanas dans un ordre précis, ce qui favorise la concentration et la maîtrise de soi.

Vinyasa Yoga

Appelé "flow yoga", le yoga Vinyasa se caractérise par des mouvements souples et harmonise la respiration avec l'action. Chaque séance est différente et ne suit pas nécessairement une séquence fixe, ce qui permet une grande ingéniosité dans les séquences. Ce type de yoga actif est privilégié pour améliorer la force et la souplesse tout en apaisant l'esprit.

À propos du yoga Iyengar

Nommé d'après son créateur B.K.S. Iyengar, le yoga Iyengar accorde une attention particulière à l'alignement du corps dans les différentes postures. Des accessoires tels que des blocs, des sangles et des couvertures sont souvent utilisés pour aider les gens à prendre la bonne pose en toute sécurité. Si vous voulez mieux comprendre les poses et améliorer votre posture, ce style est idéal.

Qu'est-ce que le Kundalini Yoga ?

Le Kundalini Yoga utilise un mélange de poses, de chants, de méthodes de respiration et de méditation pour éveiller l'énergie de la Kundalini à la base de la colonne vertébrale. L'objectif est de faire monter cette puissante énergie à travers les centres énergétiques du corps ou chakras. Les personnes qui pratiquent le yoga Kundalini recherchent souvent une connexion spirituelle profonde.

Comprendre le yoga Bikram

Développé par Bikram Choudhury, le yoga Bikram se pratique dans une pièce chauffée à environ 40 degrés Celsius avec 40 % d'humidité. Il comprend 26 poses spécifiques et deux exercices de respiration. La chaleur permet de détendre les muscles et d'éliminer les toxines par la transpiration.

L'essence du Yin Yoga

Le Yin Yoga est un style de yoga calme et attentif qui cible les tissus conjonctifs de notre corps, tels que les ligaments et les fascias. Les positions sont généralement maintenues pendant trois à cinq minutes, ce qui permet une relaxation profonde et un étirement des tissus. Il est idéal pour ceux qui cherchent à améliorer leur souplesse et à se détendre.

Le yoga reposant

Le yoga reposant est une pratique relaxante destinée à éliminer les tensions et à favoriser le calme. Les positions sont assistées par des accessoires et maintenues pendant un certain temps, encourageant un repos profond. Il est parfait pour ceux qui ont besoin de soulager le stress et de guérir.

Jivamukti Yoga

Créé par Sharon Gannon et David Life, Jivamukti Yoga allie spiritualité, mélodies, chants et éthique de vie. Il est connu pour ses cours énergiques et ses leçons qui favorisent les liens entre soi, les autres et l'environnement.

Power Yoga

Ce style, appelé Power Yoga, est une version occidentale de l'Ashtanga Yoga qui met l'accent sur la force musculaire et la flexibilité. On le trouve souvent dans les salles de sport et il peut ne pas respecter les séquences traditionnelles de l'Ashtanga. Il est apprécié par ceux qui souhaitent un entraînement vigoureux.

Le yoga assis

Le yoga assis, comme son nom l'indique, est pratiqué sur une chaise. Il est parfait pour ceux qui ont besoin d'ajustements ou qui ne peuvent pas pratiquer sur un tapis. Ce yoga est particulièrement bénéfique pour les personnes âgées, car il favorise le mouvement et la puissance sans solliciter les articulations.

Sivananda Yoga

C'est le yoga Sivananda, basé sur les principes de Swami Sivananda. Il adhère à cinq principes fondamentaux : une alimentation appropriée, la relaxation, les postures, la respiration et une mentalité optimiste avec la méditation. Chaque style peut être adapté aux besoins individuels, offrant une expérience unique.

Que vous recherchiez la relaxation, la force flexible ou la méditation profonde, vous trouverez votre bonheur dans ces styles. Envisagez différents types de yoga, trouvez ce qui vous convient et atteignez vos objectifs en matière de santé.

Le yoga est un exercice varié qui comporte de nombreuses positions (asanas) pour chaque niveau. Voyons quelques-unes des plus populaires et leurs bienfaits.

À titre d'information, voici quelques postures courantes du yoga :

Salutation au soleil (Surya Namaskar)

La salutation au soleil est un ensemble de 12 positions énergétiques effectuées pour débuter une séance. Cette séquence fait travailler tout le corps. Elle active le cœur et la digestion, fortifie les muscles et augmente la flexibilité. Elle permet également de détendre l'esprit et de diminuer le stress.

Posture du guerrier (Virabhadrasana)

Il existe plusieurs types de postures du guerrier. Chacune vise à fortifier les jambes, à élargir les hanches et à améliorer l'équilibre. La posture du guerrier favorise la concentration et la détermination. Le Triangle est un étirement latéral qui assouplit la colonne vertébrale et les jambes. Il améliore l'équilibre et la concentration, active le ventre et peut faciliter la digestion. Cette position est également bonne pour soulager les maux de dos et raffermir les muscles des jambes et des hanches.

La position du triangle est un étirement latéral qui assouplit la colonne et les jambes.

Partie chat, partie vache (Marjaryasana-Bitilasana)

Cette pose, à quatre pattes, est comme un mini-massage pour votre dos et votre colonne vertébrale. La posture du chat et de la vache aide à soulager les tensions dans le cou et le dos. Votre ventre en profite également. De plus, elle peut vous aider à vous tenir plus droit et à bouger votre colonne vertébrale plus facilement.

Comme un crocodile paresseux (Makarasana)

La pose du crocodile est très relaxante et vous vous allongez sur le ventre. Elle permet de se calmer et de relâcher les tensions tout en étirant doucement la colonne vertébrale et les muscles du dos. Cette pose est souvent utilisée pour se préparer physiquement et mentalement à un moment de détente ou de concentration.

Flottant comme un poisson (Matsyasana)

La pose du poisson vous permet de vous recourber vers l'arrière en vous appuyant sur vos coudes. Elle ouvre la poitrine, ce qui vous aide à mieux respirer et peut soulager les tensions au niveau du cou et des épaules. Le poisson est également bénéfique pour la thyroïde et le ventre.

Vous êtes prêt à méditer ? Essayez le Lotus (Padmasana)

Le Lotus vous fait asseoir les jambes croisées, une pose classique pour la méditation. Cette posture est très efficace : elle favorise une bonne posture, ouvre les hanches et renforce les chevilles et les genoux. Adaptez-la à vos besoins. Vous ne pouvez pas vous asseoir sur le sol pour Lotus ? Utilisez une chaise pour un meilleur ajustement. Vous avez des problèmes d'équilibre ou de force dans les jambes ? Ajustez les poses du guerrier ou du triangle. En faisant régulièrement ces poses, vous serez en mesure de devenir plus fort, plus souple et de vous sentir mieux. N'oubliez pas que le yoga n'a pas pour but de déterminer qui est le meilleur. Soyez attentif à votre corps lorsque vous pratiquez chaque pose. Avec le temps, ces poses de yoga peuvent vous aider à rester fort et calme, physiquement et mentalement.

Quels sont les bienfaits du yoga sur la santé ?

Le yoga, art ancestral originaire de l'Inde, est très bénéfique pour notre santé. Il mêle les poses (asanas), le travail de la respiration (pranayama) et la réflexion profonde, offrant ainsi un voyage complet vers l'harmonie et le bien-être. Cette pratique, qui s'intéresse à tout, est bénéfique pour le corps, l'esprit et les sentiments. Elle nous permet d'améliorer notre vie.

Bienfaits pour le corps

Stimulation des étirements et des mouvements

Les postures de yoga étirent et renforcent les muscles. Cela améliore la flexibilité de vos articulations et aide à prévenir les blessures. Il peut également aider à soulager les douleurs dorsales.

Renforcement musculaire

Le yoga est bénéfique pour tous les types de muscles, et pas seulement pour ceux utilisés dans d'autres exercices. Cela signifie que vous pouvez avoir un corps plus fort et bien formé.

Meilleure posture

Le yoga pratiqué régulièrement peut vous aider à mieux vous tenir debout et assis. Cela peut soulager les douleurs du cou, du dos et du bas du dos.

Amélioration du flux sanguin

Les différentes poses et les exercices de respiration augmentent le flux sanguin. Cela apporte plus d'oxygène à vos tissus et peut faire baisser la tension artérielle.

Respiration plus profonde

Le pranayama se concentre sur une respiration profonde et réfléchie et peut renforcer vos poumons.

Gains au niveau de l'esprit et des émotions

Réduction du stress et des inquiétudes

Le yoga aide à apporter du calme et à réduire le stress et les inquiétudes grâce à la méditation et aux respirations profondes.

Concentration et mémoire accrues

En gardant votre attention sur les poses et la méditation, le yoga aiguise votre esprit et votre mémoire.

Conscience du corps

Le yoga vous aide à en savoir plus sur votre corps. Cela peut vous amener à faire des choix de vie plus sains et à vous sentir mieux dans votre peau.

Contrôle des émotions

La méditation et les méthodes de respiration peuvent vous aider à mieux gérer vos émotions. Elles favorisent un esprit équilibré et calme.

Meilleur sommeil

La relaxation apportée par le yoga peut vous aider à mieux dormir. Elle s'attaque à l'insomnie et rend votre repos plus profond.

Gains pour l'esprit

Le yoga vous aide à vous rapprocher de vous. Il vous permet d'explorer votre âme pour trouver le calme au plus profond d'elle-même. Il vous aide à apprendre à attendre et à accepter. Une routine de yoga vous aide à être patient, avec vous-même et avec les autres. En résumé, le yoga touche tous les aspects de votre santé. En le pratiquant régulièrement, vous pouvez faire évoluer votre vie vers le positif. Vous devenez équilibré, fort et en paix.

Bonus : Quel équipement pour pratiquer le yoga ?

Le yoga est à la portée de tous et n'a pas besoin de grand-chose pour être pratiqué. Ce guide propose des conseils sur le matériel de yoga essentiel et sur la manière de l'utiliser au mieux.

Tapis de yoga (antidérapant)

Un bon tapis est une pièce importante de l'équipement de yoga. Il fournit un sol solide et souple pour les poses et empêche de glisser. Il existe des tapis de différentes épaisseurs et de différents types, dont certains sont plus adhérents ou écologiques.

Vêtements adaptés

La meilleure tenue pour le yoga est celle qui permet des mouvements faciles et qui est suffisamment serrée pour que l'entraîneur puisse voir votre posture. Les chemises moulantes, les leggings et les chaussettes adhérentes sont préférables. La garde-robe ne doit pas limiter la respiration ou la mobilité.

Les accessoires de yoga

Les accessoires tels que les blocs, les ceintures, les coussins et les jetés peuvent améliorer votre yoga en apportant un soutien supplémentaire, en aidant à l'alignement et en permettant des changements de poses pour différents niveaux de flexibilité.

1. **Les briques de yoga** : Ils offrent un soutien aux mains ou aux hanches dans certaines poses et facilitent les poses.
2. Ceintures de yoga (sangles) : Elles permettent d'aller plus loin avec les bras et de s'étirer en toute décontraction.
3. Coussins et couvertures : Ils ajoutent une couche supplémentaire de confort, en particulier dans les positions assises ou allongées, et aident à garder votre corps au chaud pendant le repos final.

4. Équipements dédiés : Certains espaces de yoga sont équipés d'équipements dédiés comme des cordes murales, des barres d'étirement ou des hamacs pour le sky yoga. Ces équipements ont pour but d'améliorer les postures et d'ajouter une touche de fraîcheur à la routine.

5. Le yoga assis : Le yoga assis est une variante du yoga qui s'adresse aux personnes ayant des restrictions physiques ou à celles qui ne peuvent pas s'asseoir ou s'allonger sur le sol. Une chaise solide et sans bras est généralement utilisée pour modifier les poses traditionnelles. Ce type de yoga est idéal pour les personnes âgées ou celles qui sont attachées à leur bureau pendant de longues périodes. Il leur permet d'effectuer des mouvements bénéfiques sans se lever de leur chaise.

Pour les pratiquants à domicile, les cours en ligne peuvent être extrêmement utiles. Ils permettent de bénéficier de conseils professionnels depuis son salon. Assurez-vous toujours de savoir quelles poses ne conviennent pas à certaines situations de santé.

Comment bien sélectionner vos équipements de yoga ?

Prenez en considération les éléments suivants :

- Le confort et le soutien ? Assurez-vous que votre tapis de yoga et tout équipement vous les procurent.
- La durabilité est importante. Choisissez des produits qui peuvent supporter un usage fréquent.
- La sécurité avant tout : Le tapis et les autres accessoires doivent être antidérapants pour éviter les accidents.
- Praticité : Choisissez des matériaux faciles à nettoyer et à transporter.

N'oubliez pas : Un bon matériel de yoga améliore votre pratique. Avec l'équipement adéquat, vous pouvez vous concentrer sur vos poses, votre respiration et votre méditation. Vous bénéficierez également de tous les avantages du yoga en termes de santé et de bien-être !

Chapitre 2 : Le yoga sur chaise

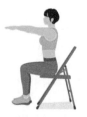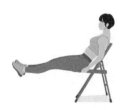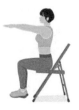

Le yoga sur chaise est une nouvelle version du yoga classique (innovante). Il est conçu pour que tout le monde puisse le pratiquer, quels que soient sa forme physique, son âge ou ses limites physiques. Dans le yoga sur chaise, vous utilisez une chaise comme support au lieu d'un tapis de yoga. Elle vous aide à effectuer différentes poses et exercices. Ce type de yoga est idéal pour les personnes qui ont du mal à pratiquer le yoga traditionnel sur un tapis.

En quoi consiste le yoga sur chaise ?

Le yoga sur chaise est un type de yoga modifié ou adapté. Il se pratique en position assise ou en s'appuyant sur une chaise. Il est idéal pour les personnes âgées, les personnes qui se remettent d'un problème de santé, celles qui ont des problèmes de mobilité ou celles qui sont souvent assises, comme les employés de bureau.

Il s'agit de mouvements de yoga standard et de les modifier. Ils peuvent être effectués en position assise ou avec le soutien d'une chaise. Parmi les avantages, citons l'amélioration de la souplesse, le renforcement des muscles, la diminution du stress et de l'anxiété, ainsi qu'une meilleure santé cardiaque et pulmonaire.

Dans un cours de yoga sur chaise, vous pouvez faire différents mouvements et étirements. Vous pouvez vous concentrer sur le contrôle de la respiration (pranayama). Vous pouvez également faire des exercices de relaxation ou de méditation. Toutes ces activités peuvent stimuler la circulation sanguine, fortifier votre corps, augmenter la souplesse de vos mouvements et calmer votre esprit.

Le yoga sur chaise est une excellente option d'exercice pour les personnes de tout âge. Il est particulièrement utile si vous avez des limites qui vous empêchent de faire des exercices plus difficiles. Le meilleur, c'est qu'il est pratique à faire tous les jours et qu'il peut être pratiqué partout où il y a une chaise. Il est donc parfait pour les lieux de travail ou les petites maisons.

Enfin, le yoga sur chaise est un exercice polyvalent. Il apporte les avantages du yoga sous une forme pratique simple, favorisant une bonne vie pour les personnes qui pourraient trouver le yoga régulier difficile.

Comment se déroule une séance de yoga sur chaise pour les séniors (en particulier les femmes de plus de 60 ans)

Le yoga sur chaise est conçu pour tous. Il est particulièrement utile aux personnes qui ont des difficultés à se mouvoir, des problèmes de santé ou qui veulent tout simplement pratiquer un exercice plus doux et adapté.

Ce type de yoga, parfait pour les personnes âgées, en particulier les femmes de plus de 60 ans, est un exercice facile mais efficace, qui favorise la santé et le bien-être. Voici le déroulement habituel d'un tel cours :

Installation

Installez-vous dans un endroit confortable, et prenez place sur une chaise solide, idéalement sans accoudoirs, pour faciliter les mouvements. Le coup d'envoi de la séance consiste en une brève discussion pour s'assurer que les participants sont à l'aise et qu'ils comprennent l'objectif de la séance.

Début de la séance

La première étape consiste à bouger doucement pour préparer le corps. Il peut s'agir de tourner la tête, les épaules, les poignets, les chevilles et d'étirer les membres. Cela permet d'activer les articulations et de préparer les muscles aux postures de yoga à venir.

Postures adaptées (Asanas)

Les postures de yoga sont adaptées à tous, que ce soit en position assise ou debout avec le soutien d'une chaise. Les participants peuvent essayer des variantes de la salutation au soleil, des torsions douces, des appuis latéraux et des étirements avant et arrière. Les poses visent à améliorer le mouvement des articulations, à renforcer l'équilibre et à maintenir la flexibilité.

Exercices de respiration (Pranayama)

Des méthodes de respiration spécifiques sont utilisées pour

calmer le corps et l'esprit. Les respirations profondes améliorent les niveaux d'oxygène dans le sang et peuvent réduire les niveaux d'anxiété et de stress.

Détente et réflexion

À la fin, il y a généralement un temps de repos pour la réflexion. Les animateurs montrent des moyens de se détendre, comme les voyages de rêve ou la réflexion guidée. Cela permet d'évacuer le stress et de favoriser la tranquillité d'esprit.

Fin de la séance

La fin de la session comprend un temps de gratitude et de partage. Les participants peuvent partager leurs pensées ou poser des questions. C'est l'occasion de s'ancrer dans l'environnement avant de dire au revoir. Le yoga sur chaise pour les personnes âgées dure généralement 50 minutes. Cela laisse suffisamment de temps pour effectuer les mouvements en douceur. Les formateurs sont attentifs, prêts à reproduire ou à modifier les mouvements pour que chacun puisse apprendre à son rythme. Les lumières tamisées et les musiques apaisantes donnent une impression de sérénité et de fraîcheur.

Avantages du yoga sur chaise par rapport au yoga traditionnel

Le yoga sur chaise est une excellente alternative au yoga traditionnel, surtout pour ceux qui rencontre des difficultés en termes d'équilibre. Voici quelques raisons de le pratiquer régulièrement :

Facilité d'accès

Quelles que soient les contraintes physiques, le yoga sur chaise est accessible à tous. Il est parfait pour les personnes âgées, les personnes qui se remettent d'une maladie ou celles qui ont des problèmes de mobilité qui rendent le yoga au sol difficile.12.

Pratique sécuritaire

Pour ceux qui ont des problèmes d'équilibre ou de force, le yoga sur chaise est une option plus sécuritaire. La chaise sert de support fiable, ce qui réduit les risques de chute. Cela permet aux participants de se concentrer sur la pose et la respiration, sans craindre le déséquilibre.1.

Haut niveau de confort

Pour les personnes qui trouvent les sols durs inconfortables, les séances de yoga sur chaise offrent souvent plus de confort. Vous pouvez rester assis pendant la séance, ce qui sollicite moins les articulations et les muscles.

Exercice doux

Le yoga sur chaise s'adapte aux besoins uniques de chacun. Les poses peuvent être modifiées en fonction de la force, de la souplesse et de l'endurance de chacun, créant ainsi une expérience de yoga personnalisée4.

Approche en douceur

Les poses et les changements sont conçus pour être doux et faciles à suivre. Cette approche est idéale pour les personnes âgées ou les débutants en yoga, car elle permet une pratique sans stress.

Simple à faire

Vous pouvez faire du yoga sur chaise à peu près partout, y compris dans les endroits exigus ou sur votre lieu de travail. Il s'intègre à votre vie quotidienne, même si vous êtes très occupé.

Bon pour votre esprit

Tout comme le yoga traditionnel, le yoga sur chaise utilise le travail de la respiration et des méthodes d'apaisement. Ces méthodes réduisent le stress et vous aident à vous détendre. Tout cela est intégré dans le yoga sur chaise. Tout cela favorise le bien-être général.

Maintien de l'autonomie

Pour les personnes âgées, le yoga sur chaise renforce les muscles utilisés dans les tâches quotidiennes. Cela améliore l'équilibre et aide à éviter les trébuchements et les chutes.

Améliore la qualité de vie

Le yoga sur chaise est un moyen de rester en forme et dans le coup. Il améliore la qualité de vie des personnes âgées en favorisant un travail physique et mental continu. Pour résumer, le yoga sur chaise est un complément pratique au yoga habituel. Il inclut et s'adapte aux besoins de nombreuses personnes différentes. Il est particulièrement adapté aux personnes âgées et aux personnes ayant des difficultés à se mouvoir.

Avantages du yoga sur chaise pour les femmes de plus de 60 ans

Si vous êtes une femme de plus de 60 ans, le yoga sur chaise est génial ! C'est doux mais fort, comme nous. Ce n'est pas difficile à bouger et c'est facile pour l'esprit. Voyez ce que le yoga sur chaise peut vous apporter :

Vous devenez plus souples

Vos articulations bougent plus facilement grâce au yoga sur chaise. Il permet à votre corps de rester souple. C'est important parce que cela vous aide à continuer à faire des choses par vous-mêmes sans avoir besoin d'aide.

Les muscles sont renforcés

Lorsque vous prenez les différentes poses, vos muscles deviennent plus forts. Il s'agit des muscles du ventre, des jambes, des bras et du dos. Cela vous permet de vous redresser, tout en réduisant les risques de chute.

Vous stressez moins

Le yoga sur chaise vous permet de respirer profondément et de méditer. Cela vous aide à vous détendre. Avec moins de stress et d'anxiété, vous vous sentirez tout simplement bien.

Stop aux douleurs musculaires et articulaires

Vos muscles et vos articulations ne vous feront pas mal. Mieux encore, les mouvements doux et lents n'irritent aucun point sensible.

Une meilleure circulation du sang

Vous respirez de différentes manières et prenez différentes poses. Cela permet à notre sang de bien circuler. Cela permet à notre cœur de rester en bonne santé et de lutter contre les maladies au fur et à mesure que vous vieillissez.

Idéal pour prévenir l'ostéoporose

Enfermée dans une bataille contre l'ostéoporose ? Le yoga sur chaise pourrait être la clé de la victoire. Il renforce la densité osseuse, en particulier chez les femmes ménopausées4.

Stimulation du bien-être mental

Choisissez le yoga pour un esprit sain. Il réduit les risques de dépression et améliore la qualité du sommeil. Des séances personnalisées, au rythme lent, conçues pour les personnes âgées, ne mettent pas l'accent sur les conditions physiques.

Tout le monde peut y participer et c'est plus sécuritaire !

Ne craignez aucune limite dans le yoga sur chaise. Les chaises vous soutiennent et éloignent les risques. Ne vous préoccupez pas des problèmes d'équilibre ou des postures compliquées au sol. Vous êtes en sécurité.

Facile à intégrer dans votre vie quotidienne

Introduisez le yoga dans votre vie de tous les jours. Tout ce dont vous avez besoin ? Une chaise et un petit espace. Parfait pour les personnes âgées, que ce soit à la maison ou dans un endroit exigu. Ainsi, pour les femmes de plus de 60 ans, découvrez la voie accessible du yoga sur chaise pour une meilleure santé physique et mentale, adaptée aux besoins liés à l'âge.

Comment adapter les postures au yoga sur chaise aux femmes de plus de 60 ans

Pour les femmes de plus de 60 ans, l'adaptation des postures de yoga sur chaise nécessite des changements prudents et respectueux qui tiennent compte des compétences et des limites de chacun. Les principaux facteurs suivants peuvent faciliter l'adaptation :

1. Apprendre à connaître les besoins individuels

Il faut connaître les besoins, les contraintes physiques et les objectifs de santé de chaque personne avant de commencer. De cette façon, les postures peuvent être modifiées pour offrir le maximum de bienfaits et le minimum de dommages.

2. La chaise : Plus qu'un siège

La chaise n'est pas seulement un endroit où s'asseoir. Elle offre un soutien pour les positions debout, apportant stabilité et sécurité. Lorsque l'on s'assoit, les pieds doivent toucher légèrement le sol et le dos doit rester droit.

3. Choisir les bonnes postures

Choisissez des postures qui visent la souplesse, la puissance musculaire, l'équilibre et le calme. Les postures doivent être modifiées pour éviter une trop grande sollicitation des articulations et s'adapter à l'amplitude des mouvements de chaque femme.

4. Techniques de contrôle de la respiration

Les exercices de respiration contrôlée (pranayama) sont essentiels pour améliorer la force des poumons, atténuer le stress et stimuler la concentration. On peut les effectuer assis, en se concentrant sur des respirations lentes et profondes.

5. Prendre son temps

Commencez par des postures faciles, puis passez progressivement à des postures plus complexes, en fonction du niveau de compétence de chacun. Cela permet d'instaurer un climat de confiance et d'éviter les blessures.

6. Ajouter de la méditation et se calmer

Finir par un moment de méditation ou de détente. Cela vous permet de terminer votre séance d'entraînement en beauté et vous aide à vous sentir en paix et en bonne santé.

7. Speak Up and Tweak It

N'hésitez pas à vous exprimer si vous avez besoin de modifier les poses pour qu'elles vous conviennent. Écouter son corps permet d'adapter l'entraînement à ses besoins.

8. Créer une équipe de yogis

Le soutien et le partage sont essentiels. Donner et recevoir des encouragements peut rendre le yoga sur chaise beaucoup plus amusant. En modifiant les poses et en suivant ces étapes, le yoga sur chaise devient plus qu'un simple entraînement. Il devient un moyen d'être en bonne santé pour les femmes de plus de 60 ans.

Chapitre 3 : Programme pour débutantes

Introduction au programme débutant

Un cours de yoga sur chaise pour les femmes de plus de 60 ans est conçu pour être doux et avancé, afin que les étudiants puissent adopter le yoga en toute sécurité et avec facilité. Voici le détail du programme :

Objectifs

Ce programme est axé sur l'amélioration du mouvement, du bien-être cardiaque, de la souplesse, de la force et de la tranquillité d'esprit. Il est conçu pour répondre aux besoins spécifiques des personnes âgées novices, en tenant compte de leur niveau de forme physique et de leurs contraintes éventuelles.

Forme du cours

Le cours est souvent divisé en séances quotidiennes ou hebdomadaires, dont la durée est adaptée pour éviter la fatigue. Chaque cours dure de 7 à 10 minutes, en fonction du confort et de l'endurance des participants.

Échauffement

Tous les cours commencent par un échauffement afin de préparer le corps aux exercices à venir. Il peut s'agir de rotations articulaires, d'étirements faciles et de mouvements de flexion/extension qui engagent le corps en douceur.

Positions de yoga sur chaise

Les positions sont adaptées pour être exécutées en position assise ou en utilisant la chaise comme support. Il peut s'agir de salutations au soleil modifiées, de torsions douces, de flexions latérales, d'étirements avant et arrière. Les poses choisies visent à améliorer la souplesse, l'équilibre et la puissance musculaire.

Les poses sont adaptées pour être effectuées en position assise ou en utilisant la chaise comme support.

Comment respirer

Le pranayama, ou exercices de respiration, est utilisé pour aider le corps et l'esprit à se détendre. Ces techniques se concentrent sur des respirations profondes et conscientes. Elles peuvent contribuer à réduire le niveau de stress et à améliorer la santé cardiaque.14.

Détente et méditation

À la fin d'une séance, vous avez le temps de vous reposer et de méditer, ce qui permet aux bienfaits de la pratique de s'imprégner. Vous pouvez utiliser des techniques visuelles ou essayer la méditation guidée pendant ce temps de relaxation.

Aller de l'avant et s'ajuster

La routine d'entraînement change chaque jour, augmentant lentement la difficulté des poses et la durée de la pratique. Les changements apportés au programme sont basés sur ce que vous nous dites et sur vos résultats.

Soutien et amis

Vous pouvez participer à des cours collectifs et vous entourer d'autres personnes qui vous encourageront et vous soutiendront. Un instructeur expérimenté peut guider chaque séance, soit en personne, soit par vidéo en ligne. En bref, le yoga sur chaise pour débutants, spécifiquement destiné aux femmes de plus de 60 ans, introduit progressivement des pratiques de yoga et vise à améliorer la santé et le confort en général.

Les objectifs de votre cours

En pensant aux personnes âgées, le programme de yoga sur chaise présente des exercices de yoga sûrs et utiles. Chaque jour, allouez 10 minutes et vous obtiendrez les résultats suivants :

1. Augmentation de la souplesse et du mouvement des articulations.
2. Augmentation de l'équilibre pour éviter les chutes.
3. Augmentation de la puissance musculaire, subtilement.
4. La tension et l'inquiétude diminuent grâce à une respiration concentrée.
5. Favorise la tranquillité et le bien-être général.

Échauffement et respiration

L'échauffement et la respiration dans le yoga sur chaise, en particulier pour les femmes de plus de 60 ans débutantes, sont des composantes essentielles de la pratique qui préparent le corps et l'esprit à la séance. Voici en quoi cela consiste :

Échauffement

L'échauffement dans le yoga sur chaise commence par des mouvements doux visant à réveiller le corps et à préparer les muscles et les articulations aux postures à venir. Cela peut inclure :

1. Rotations de la tête et du cou : Pour réduire la tension dans le cou et les épaules.
2. Rotations des épaules : Pour améliorer la mobilité des épaules et libérer les tensions accumulées.
3. Étirements des bras : Pour augmenter la circulation sanguine dans les bras et les préparer à supporter le poids du corps dans certaines postures.
4. Mouvements des poignets et des chevilles : Pour améliorer la flexibilité et la circulation dans ces zones souvent négligées.
5. Torsions douces du torse : Assis sur la chaise, effectuer des torsions légères pour stimuler la digestion et la mobilité de la colonne vertébrale.

Ces mouvements sont effectués lentement et en harmonie avec la respiration, permettant une transition en douceur vers une pratique plus intense.

Respiration

La respiration, ou pranayama, est le pilier du yoga, y compris dans le yoga sur chaise. Elle aide à contrôler l'esprit, à réduire le stress et à améliorer la concentration. Voici quelques techniques de respiration couramment utilisées :

1. Les respirations ventrales : Cette méthode vous permet de respirer profondément et pleinement. Elle utilise votre diaphragme pour faire entrer autant d'oxygène que possible. Elle vous aide à détendre votre esprit et à réduire vos inquiétudes.
2. Les respirations à narines alternées (Nadi Shodhana): Cette façon de respirer aide à équilibrer les énergies de votre corps. Elle permet également de calmer l'esprit. Vous respirez à tour de rôle par chaque narine.
3. La respiration en boîte (Sama Vritti): Cette méthode de respiration vous demande d'inspirer, de retenir votre souffle, d'expirer et de le retenir à nouveau. Chaque étape prend le même temps. Elle vous aide à concentrer votre esprit et à vous détendre profondément.

Nous utilisons ces méthodes de respiration tout au long du temps que nous passons ensemble. Nous les utilisons beaucoup au début pour obtenir une respiration régulière. Nous les utilisons également à la fin pour vous aider à vous détendre et à absorber toutes les bonnes choses de la pratique. Nous ajoutons un échauffement conçu spécialement pour vous et ces méthodes de respiration spéciales. De cette façon, le yoga sur chaise pour les femmes de plus de 60 ans qui sont débutantes devient une pratique à part entière. Il facilite les mouvements, réduit le stress et contribue à la santé générale.

Exemples de 5 postures debout ou assises simples pour séniors

Il est vivement conseillé aux femmes de plus de 60 ans, en particulier les débutantes en yoga, de choisir des poses faciles et sûres. Celles-ci peuvent être réalisées en position assise sur une chaise ou en position debout avec le soutien d'une chaise. Voici cinq postures de yoga sur chaise parfaites pour les novices du troisième âge :

La chaise Tadasana

La chaise Tadasana, connue sous le nom de pose de la montagne assise, est une pose de yoga pour débutants. Elle est destinée aux femmes âgées de plus de 60 ans, mais tout le monde peut l'essayer. Grâce à cette posture, votre position s'améliorera. De plus, vos muscles abdominaux se renforceront et vous prendrez conscience de votre respiration. Voyons comment la faire et quels sont ses avantages :

Comment faire Tadasana sur la chaise

1. Première position : Asseyez-vous sur le bord d'une chaise, les pieds à plat et écartés de la largeur des hanches sur le sol. Alignez vos genoux avec vos chevilles.
2. Alignement : Redressez votre colonne vertébrale. Imaginez une corde tirant votre tête vers le haut. Engagez légèrement les abdominaux pour soutenir le dos.
3. Ancrage des pieds : Poussez fermement vos pieds vers le bas, en sollicitant la force de vos jambes. Faites comme si vos pieds étaient ancrés dans le sol.
4. Élévation des bras : Inspirez. Levez lentement les bras au-dessus de la tête, les paumes tournées l'une vers l'autre. Veillez à ce que vos épaules restent détendues et non pas relevées près de vos oreilles.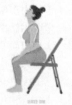
5. Extension : Tendez les bras vers le haut, en gardant les bras en l'air et en allongeant la colonne vertébrale. Respirez profondément et concentrez-vous sur l'extension de tout votre corps.

6. Retour : Expirez. Ramenez lentement les bras vers le bas, en posant les mains sur les genoux.

7. Meilleure posture: Cette posture renforce les muscles du dos et aligne la colonne vertébrale, ce qui aide à se débarrasser des mauvaises habitudes de posture.
8. Cœur solide: Les abdominaux travaillent pendant cette posture, ce qui renforce le cœur et aide à la stabilité et à la prévention des maux de dos.
9. Conscience de la respiration: La synchronisation des mouvements des bras avec des respirations profondes augmente la conscience de la respiration, ce qui est bénéfique pour réduire le stress et améliorer la capacité pulmonaire.
10. Travail des jambes: Pousser les pieds contre le sol active la circulation sanguine dans les jambes et tonifie les muscles des cuisses et des mollets.
11. Epaules souples: Bouger les bras aide à améliorer la souplesse et la mobilité des épaules.

Suggestions utiles

1. Respirez profondément: Respirez lentement et profondément pendant la pose pour obtenir les meilleurs résultats.
2. Servez-vous de votre corps: Soyez attentif aux signaux de votre corps. Évitez de forcer les mouvements. Si le fait de lever les bras vous met mal à l'aise, posez-les sur vos genoux ou étendez-les devant vous.
3. Consistance: Une pratique régulière vous permettra d'améliorer sensiblement votre posture et votre force.

Le Tadasana sur chaise, un exercice parfait pour les seniors qui commencent le yoga, donne une base solide pour apprendre différentes poses et contrôler la respiration.

La torsion assise

La torsion assise, ou Parivrtta Sukhasana, présente de nombreux avantages, en particulier pour les femmes de plus de 60 ans. Elle favorise la souplesse de la colonne vertébrale, stimule la digestion et soulage le dos. Voici comment la pratiquer et la rendre efficace pour les personnes âgées :

Faire la torsion assise

1. Première étape : Asseyez-vous sur le bord d'une chaise solide, les pieds bien posés sur le sol et les genoux alignés avec les hanches.

2. Tenez votre corps bien en équilibre : Gardez le dos droit et utilisez les muscles de votre ventre pour maintenir votre colonne vertébrale.

3. Faites la torsion : Placez votre main droite sur le bord du dossier de la chaise et la gauche sur votre genou ou votre cuisse droite. Prenez une grande inspiration et, tout en expirant, tournez doucement votre corps vers la droite. Regardez par-dessus votre épaule droite si c'est confortable.

4. Allez plus loin : À chaque respiration, étirez davantage votre colonne vertébrale et, si vous le pouvez, allez plus loin dans la torsion tout en expirant : Inspirez doucement et relâchez la torsion, puis recommencez de l'autre côté.

Les bienfaits des torsions en position assise

1. Aide à la digestion : Les torsions font travailler les organes du ventre, ce qui peut faciliter la digestion et réduire les ballonnements.

2. Soulagement des douleurs dorsales: Les muscles du dos s'étirent et se détendent avec la torsion, ce qui soulage les douleurs dorsales.

3. Souplesse de la colonne vertébrale: Le maintien de cette posture rend la colonne vertébrale plus souple, ce qui est essentiel pour une bonne posture et pour éviter les raideurs.

4. Stimuler la circulation sanguine : La torsion améliore la circulation sanguine dans le dos et les organes abdominaux.

5. Réduire le stress : Dans une torsion assise, votre système nerveux se calme, réduisant le stress et favorisant la relaxation.

Conseils pour la pratique

1. Soyez à l'écoute de votre corps : Ne forcez pas une torsion si elle vous fait mal. Restez doux et confortable.

2. L'importance de la respiration : La respiration pendant une torsion est essentielle. Respirez lentement et profondément pour accompagner le mouvement et favoriser la relaxation.

3. Fréquence : Une pratique fréquente offre le plus d'avantages. Mais gardez toujours à l'esprit vos propres limites.

Les torsions assises, adaptées et très utiles pour les personnes âgées, sont idéales pour les femmes qui découvrent le yoga et qui ont plus de 60 ans. Elles peuvent être ajoutées à la pratique quotidienne du yoga sur chaise pour une meilleure santé et un plus grand bien-être.

La posture du chat-vache

La pose du chat et de la vache, ou Marjaryasana et Bitilasana en sanskrit, est une paire de mouvements relaxants souvent vus dans le yoga pour soulager le dos et dissiper le stress. Elle est parfaite pour les personnes âgées, et particulièrement pour les femmes de plus de 60 ans. L'exécution de la séquence en position assise sur une chaise apporte plus de confort et de stabilité. Examinons les étapes de la pose du chat et de la vache sur une chaise et pourquoi elle est bénéfique.

Comment faire la pose du chat et de la vache sur une chaise

1. Position de départ : Installez-vous confortablement sur une chaise. Placez vos pieds à plat sur le sol, avec vos mains sur vos cuisses. Maintenez votre dos droit, mais laissez vos épaules se détendre.
2. Cat Pose (Marjaryasana) : En expirant, pliez doucement votre dos vers le haut, comme un chat qui s'étire. Votre nombril se replie vers l'intérieur, tandis que votre tête descend, les yeux sur votre nombril.
3. Cow Pose (Bitilasana) : Inspirez, abaissez votre ventre vers le bas, en inclinant votre tête et votre poitrine vers le haut. Le bas de votre dos forme une courbe, comme une vache qui se détend.
4. Transitions douces : Passez d'une posture à l'autre en douceur. Faites correspondre votre respiration à votre mouvement. Effectuez plusieurs transitions du Chat à la Vache.

La posture du chat et de la vache : Pourquoi c'est génial

1. La colonne vertébrale flexible : La posture du chat-vache assouplit la colonne vertébrale. Cela permet de maintenir une bonne posture et d'éviter les maux de dos.
2. Meilleure digestion : Le mouvement implique la flexion et l'étirement de votre ventre. Cela permet de masser vos organes et de faciliter la digestion.
3. Soulagement du stress : Le fait de synchroniser votre respiration avec vos mouvements apaise vos nerfs. Cela peut réduire le stress et aider à se détendre.
4. Bonne circulation : Le fait de bouger le torse d'avant en arrière améliore la circulation sanguine. Cela peut contribuer à la santé du cœur.
5. Des abdominaux plus solides : La pose du chat fait travailler les abdominaux. Cela aide à construire un noyau solide qui vous maintient stable et équilibré.

Conseils à garder à l'esprit

6. Le confort d'abord : Ne poussez pas trop fort. Si vous avez mal, calmez-vous.

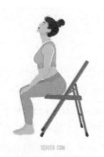 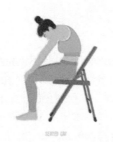

7. Respirez lentement : Respirez lentement et profondément pour vous détendre et tirer le meilleur parti du mouvement.

8. Consistance : Pratiquez le mouvement du chat et de la vache quelques minutes par jour pour obtenir des résultats. Pour les femmes de plus de 60 ans qui commencent le yoga, la position de la chaise Cat-Cow est excellente. Elle améliore en douceur la santé de la colonne vertébrale et le bien-être général. Pour les femmes de plus de 60 ans qui débutent le yoga, la position de la vache-chat est excellente.

La posture du guerrier

La posture de yoga du guerrier II, également connue sous le nom de Virabhadrasana II, est un exercice populaire. Il renforce les jambes, ouvre les hanches et favorise l'équilibre et la concentration mentale. Les femmes de plus de 60 ans, même si elles ne connaissent pas le yoga ou si elles ont des problèmes physiques, peuvent le faire en utilisant une chaise.

Comment faire Virabhadrasana II en utilisant une chaise

1. Position de départ : Tenez-vous debout à côté d'une chaise. La chaise doit être à votre droite. Gardez le corps droit. Vos pieds doivent être écartés et confortables.
2. Position des pieds : Pointez votre pied droit sur le côté, à un angle de 90 degrés. Dirigez votre pied gauche un peu vers l'intérieur. Alignez le talon du pied avant avec la voûte du pied arrière.
3. Entrée en position : Inspirez. Balancez vos bras sur les côtés à la même hauteur que vos épaules, les paumes vers le bas. Expirez. Pliez le genou droit. Assurez-vous qu'il est au-dessus de votre cheville, formant un angle de 90 degrés.
4. Stance du corps : Votre corps doit être centré. Les hanches sont ouvertes. Le poids doit être équilibré sur les deux pieds. Vous pouvez utiliser la chaise pour un soutien supplémentaire.
5. Où regarder : Tournez la tête vers la droite. Regardez par-dessus les doigts de votre main droite. Gardez le cou long et lâche. Le fait de regarder à un endroit précis favorise l'équilibre et la concentration.
6. Tenue de la pose : Restez dans cette posture. Respirez profondément. Sentez vos jambes s'étirer et devenir plus fortes.
7. Sortie de la Posture : Pour sortir de la posture, relâchez le bras et redressez le genou droit. Répétez la posture de l'autre côté en plaçant la chaise à votre gauche.

Bienfaits de Virabhadrasana II avec Chaise

1. Renforcement des Jambes : La posture travaille intensément les muscles des cuisses et des mollets, ce qui renforce les jambes et améliore la densité osseuse.
2. Amélioration de l'Équilibre : La concentration requise pour maintenir la posture aide à améliorer l'équilibre, ce qui est crucial pour prévenir les chutes chez les seniors.
3. Ouverture des Hanches : La pose du guerrier favorise l'ouverture des hanches, ce qui peut soulager la raideur et améliorer la mobilité.
4. Renforcement du Tronc : La posture engage les muscles abdominaux et du dos, contribuant à un tronc plus fort et à une meilleure posture générale.
5. Stimulation Cardiovasculaire : Maintenir la posture pendant plusieurs respirations augmente la fréquence cardiaque, offrant un léger exercice cardiovasculaire.

Conseils pour la Pratique

1. Utilisation de la Chaise : Utilisez la chaise pour le soutien autant que nécessaire, surtout si vous ressentez de l'instabilité.
2. Respect des Limites : Ne fléchissez pas le genou au-delà d'un angle de 90 degrés et assurez-vous que le genou ne dépasse pas la pointe du pied pour éviter la pression sur l'articulation.
3. Attention à la Posture : Veillez à ne pas pencher le corps en avant ou en arrière ; gardez le torse droit et centré.
4. Respiration : Gardez une respiration régulière et fluide pour maintenir votre posture et favoriser le calme.

L'adoption de la posture du guerrier ou Virabhadrasana II avec une chaise est une adaptation parfaite pour les personnes âgées. Il leur permet de récolter les fruits de cette posture puissante, tout en garantissant sécurité et aisance.

La posture du triangle

La posture du Triangle (Trikonasana) est une asana classique du yoga qui étire et renforce les jambes, améliore la flexibilité des hanches et favorise l'équilibre. Lorsqu'elle est adaptée avec une chaise, elle devient accessible et bénéfique pour les femmes de plus de 60 ans, même pour celles qui sont débutantes en yoga ou qui ont des limitations physiques.

1. Position de Départ : Debout à côté de la chaise, placez-la à votre droite pour le soutien. Tenez-vous droit avec les pieds écartés à une distance confortable, plus large que la largeur des hanches.
2. Positionnement des Pieds : Tournez votre pied droit vers l'extérieur à environ 90 degrés et le pied gauche légèrement vers l'intérieur. Alignez le talon du pied avant avec l'arche du pied arrière.
3. Entrée dans la Posture : En inspirant, étendez vos bras horizontalement à hauteur d'épaule, paumes vers le bas. En expirant, penchez le torse vers la droite, en gardant les deux côtés du torse allongés de manière égale. Placez votre main droite sur l'assise de la chaise pour le soutien.
4. Alignement du Torse : Gardez le torse parallèle au sol, en évitant de pencher vers l'avant ou vers l'arrière. Le bras gauche est tendu vers le ciel, formant une ligne droite avec le bras droit.
5. Regard et Concentration : Tournez la tête pour regarder vers le haut, en direction de la main gauche, si cela est confortable pour votre cou. Sinon, regardez droit devant ou vers le bas.
6. Maintien de la Posture : Restez dans la posture pendant plusieurs respirations profondes, en ressentant l'étirement sur les côtés du corps, les jambes et les hanches.
7. Sortie de la Posture : Pour sortir de la posture, relevez le torse en inspirant et en engageant les muscles abdominaux. Répétez la posture de l'autre côté en plaçant la chaise à votre gauche.

Bienfaits de Trikonasana avec Chaise

- Flexibilité des Hanches et des Jambes : Trikonasana étire les muscles des cuisses, des mollets et des hanches, ce qui peut aider à améliorer la flexibilité et à réduire la raideur.
- Renforcement Musculaire : Cette posture renforce les muscles des jambes et des chevilles, ainsi que ceux du tronc, ce qui est important pour maintenir une bonne posture.
- Amélioration de l'Équilibre : La concentration requise pour maintenir la posture aide à améliorer l'équilibre et la stabilité, ce qui est crucial pour prévenir les chutes chez les seniors.
- Stimulation de la Digestion : L'étirement latéral du torse peut aider à stimuler les organes digestifs, favorisant ainsi une meilleure digestion.
- Réduction des Douleurs de Dos : En étirant et en renforçant les muscles du dos, Trikonasana peut contribuer à soulager les douleurs dorsales.

- Utilisation de la Chaise : Utilisez la chaise pour le soutien autant que nécessaire, en ajustant la hauteur de la main sur l'assise pour un confort optimal.
- Attention à l'Alignement : Veillez à maintenir l'alignement correct des hanches et des épaules pour éviter de créer des tensions inutiles.
- Respiration : Maintenez une respiration fluide et régulière pour soutenir la posture et favoriser la relaxation.

La posture « Trikonasana » avec chaise est une adaptation merveilleuse pour les seniors, permettant de profiter des bienfaits de cette posture tout en assurant sécurité et confort. Elle est particulièrement adaptée pour les femmes de plus de 60 ans qui souhaitent améliorer leur flexibilité et leur force sans risque de blessure

Ces postures se veulent sûres et bénéfiques, améliorant la circulation sanguine, fortifiant les muscles, soulageant les douleurs articulaires et musculaires et réduisant le stress. Il est conseillé de les pratiquer souvent, en tenant compte de ses limites personnelles et en prenant soin de ne pas se fatiguer pendant les exercices.

Séances types pour un programme de 28 jours

Mettre en place un plan de yoga sur chaise pour 28 jours destiné aux femmes de plus de 60 ans signifie concevoir des cours qui augmentent facilement, tout en maintenant l'intérêt et en contribuant au bien-être du corps et de l'esprit. Voici un exemple de programme incorporant des échauffements, des poses, un travail sur la respiration et des techniques de récupération.

Première semaine : Introduction et fondations

Jour 1 :

Pour le Jour 1 de votre programme de yoga sur chaise, l'objectif est de vous familiariser avec la pratique du yoga, en mettant l'accent sur la respiration profonde et un échauffement général du corps. Voici comment structurer cette première journée :

Introduction au Yoga sur Chaise

1. Accueil et Installation : Commencez par vous asseoir confortablement sur une chaise stable, les pieds bien à plat sur le sol et les mains reposant sur les genoux. Prenez un moment pour vous centrer et vous préparer mentalement à la pratique.

Respiration Profonde (Pranayama)

1. Respiration Abdominale : Concentrez-vous sur votre respiration. Inspirez profondément par le nez, en gonflant l'abdomen, puis expirez lentement, en rentrant l'abdomen. Répétez cet exercice pendant quelques minutes pour vous aider à vous détendre et à vous concentrer.
2. Respiration Complète : Après vous être familiarisé avec la respiration abdominale, intégrez la poitrine à votre respiration. Inspirez en gonflant d'abord l'abdomen, puis en élargissant la cage thoracique, et enfin en soulevant légèrement les clavicules. Expirez en inversant l'ordre. Cet exercice aide à maximiser l'apport d'oxygène.

Échauffement Général du Corps

1. Mouvements de la Tête et du Cou : Commencez par des rotations douces de la tête pour détendre le cou et les épaules.
2. Rotation des Épaules : Faites des rotations d'épaules vers l'avant puis vers l'arrière pour libérer la tension dans les épaules et le haut du dos.
3. Les bras en l'air : Levez les bras en inspirant et laissez-les retomber en expirant. Faites-le plusieurs fois pour étirer le haut du corps.
4. Torsions faciles du corps : Placez une main sur le dossier de votre chaise et l'autre sur le genou opposé. Déplacez doucement votre corps de gauche à droite, en gardant le dos droit. Cela détend la colonne vertébrale.
5. Étirements latéraux : Soulevez un bras et penchez-vous doucement. Cela permet d'étirer le côté. Essayez avec l'autre bras également.

Fin de la séance

6. Décompression : Terminez en respirant profondément pendant quelques minutes. Concentrez-vous sur le sentiment de calme et de bonheur que vous procure votre pratique de yoga.
7. Remerciement : Remerciez votre corps pour ses efforts et pour vous avoir permis de faire du yoga.

Le but de cette première journée est de vous familiariser avec le yoga sur chaise. C'est un moyen facile de se réchauffer et d'apprendre à respirer. Nous essaierons des poses plus difficiles lors des séances suivantes.

Aujourd'hui, c'est le deuxième jour de votre voyage en yoga sur chaise. L'objectif principal ? La posture de la montagne assise, ou Chair Tadasana. Cette posture utile renforce les muscles du tronc. Alors, comment approfondir cette pratique ? Découvrons-le :

Préparation pour Tadasana sur une chaise

Position assise : Choisissez une chaise sans accoudoirs. Asseyez-vous confortablement, les pieds bien posés sur le sol. Vos genoux doivent être écartés de la largeur des hanches et alignés avec vos chevilles.

Tadasana sur une chaise

Alignement de la colonne vertébrale : Pensez à un fil qui tire votre tête vers le ciel. Redressez votre dos. Vos abdominaux doivent être légèrement actifs et soutenir votre dos. Gardez vos épaules détendues et abaissées.

Puissance des pieds : Poussez vos pieds solidement vers le bas, comme si vous essayiez de déplacer le sol. Cela engage les muscles de vos jambes et favorise l'alignement de tout le corps.

Action des bras : Prenez une profonde inspiration, levez les bras au-dessus de votre tête, les paumes tournées l'une vers l'autre. Gardez les épaules calmes. Si vous avez du mal à lever les bras, gardez-les au niveau du sol.

Étirez-vous: Étirez vos bras vers le haut, en étendant votre dos tout en gardant votre dos fermement appuyé sur la chaise. Inspirez et expirez dans cette posture, en vous concentrant sur l'extension de votre corps tout entier.

Retour au point de départ : Expirez doucement, laissez vos bras descendre. Placez vos mains sur vos genoux ou à côté de votre corps.

Comment Tadasana sur une chaise vous aide

1. Meilleure posture : Cette posture renforce les muscles du dos et redresse la colonne vertébrale. Cela vous aide à vous tenir droit et bien droit.
2. Mise en place du tronc : En utilisant les abdominaux pendant cette pose, vous renforcez votre tronc. Un tronc solide signifie moins de maux de dos et plus d'équilibre.

3. Respiration consciente : Bougez vos bras en synchronisation avec vos respirations profondes. Cela vous permet de prendre conscience de votre respiration, de réduire le stress et d'aider vos poumons à mieux fonctionner.
4. Force des jambes : Lorsque vous appuyez vos pieds sur le sol, le sang circule mieux dans vos jambes et vous renforcez les muscles des cuisses et des mollets.

Jour 3

Le troisième jour de la séquence de yoga sur chaise pour femmes d'âge mûr met l'accent sur la torsion en position assise. Cette posture, souvent considérée comme excellente pour la mobilité du dos, présente de multiples avantages. Elle facilite le mouvement du dos, améliore la digestion, stimule l'élimination des déchets et libère de l'énergie dans le corps.

Faire la torsion assise

1. Position de base : Asseyez-vous en avant sur votre chaise. Les pieds sont à plat sur le sol, écartés à la largeur des hanches. Votre dos est droit, vos épaules sont relâchées.
2. Démarrage de la torsion : Votre main droite se pose sur le dossier de la chaise. Votre main gauche se place sur votre genou droit. Pour une torsion plus facile, la main gauche reste sur la cuisse gauche.
3. L'acte de torsion : Tout en expirant, tournez votre corps vers la droite, en commençant par la partie la plus basse de votre colonne vertébrale. Tournez la tête vers la droite si vous vous sentez bien. Rappelez-vous : les épaules au même niveau, les hanches vers l'avant.
4. En profondeur : Plus de longueur de colonne à chaque inspiration, plus de torsion à chaque expiration. N'oubliez pas de ne pas trop vous pousser.
5. Retour au début : Inspirez et revenez lentement vers l'avant. Ensuite, faites la torsion sur votre gauche pour équilibrer votre corps.

Pourquoi la torsion en position assise est bonne

6. Souplesse de la colonne vertébrale : Les torsions étirent la colonne vertébrale, ce qui lui permet de mieux bouger. Cela peut atténuer les douleurs dorsales.
7. Meilleure digestion : Les torsions compriment votre ventre. Cela réveille vos intestins, ce qui favorise la digestion et nettoie vos entrailles.
8. Détente : Les torsions aident à relâcher les points de tension. Cela comprend les épaules, la nuque et le bas du dos.
9. Meilleure circulation sanguine : les étirements et les torsions de la colonne vertébrale améliorent la circulation de l'énergie et du sang, ce qui rafraîchit le corps. Cela rafraîchit le corps.

Voici le quatrième jour de votre programme de yoga sur chaise pour les femmes de plus de 60 ans. Nous allons nous concentrer sur la posture du chat et de la vache (Marjariasana-Bitilasana). Ce mouvement peut aider à assouplir le dos, ce qui est excellent pour augmenter la flexibilité et soulager les maux de dos courants chez les personnes âgées.

Comment faire la pose de la vache-chat sur chaise

1. Position initiale : Asseyez-vous confortablement sur la partie avant d'une chaise. Vos pieds doivent toucher le sol, espacés de la largeur des hanches. Placez vos mains sur vos jambes.
2. Position du chat : Lorsque vous expirez, courbez votre dos vers le toit, en ramenant le nombril vers la colonne vertébrale. Votre tête doit être tournée vers le bas, vers vos genoux, ce qui donne à votre dos une courbe de chat.
3. Cow Pose : Lorsque vous inspirez, courbez votre dos dans l'autre sens en le cambrant légèrement, en faisant ressortir la poitrine et en levant la tête. Cette position ouvre la poitrine et courbe la colonne vertébrale à l'envers.
4. Mouvement fluide : Passez lentement de la position du chat à celle de la vache, en adaptant chaque mouvement à votre respiration. Expirez en entrant dans la pose du chat et inspirez en revenant à la pose de la vache.

L'avantage de la pose du chat et de la vache

5. L'avantage de la pose du chat et de la vache L'avantage de la pose du chat et de la vache Rendre votre colonne vertébrale plus flexible : Les mouvements du chat et de la vache permettent à votre dos de bouger plus librement. Cela soulage les raideurs et peut apaiser les douleurs dorsales. Aider votre ventre : En alternant les mouvements de poussée et de traction sur votre ventre, vous frottez doucement vos parties internes, ce qui peut favoriser la digestion. Diminuer le stress : Lorsque vous associez votre respiration à votre mouvement, vous calmez le centre de contrôle de votre corps. Cela diminue le stress et vous aide à vous sentir plus détendu.Améliorer votre position : En renforçant les muscles du dos et en facilitant le mouvement de la colonne vertébrale, cette séquence de mouvements améliore l'alignement général du corps.

6. L'avantage de la pose du chat et de la vache Rendre votre colonne vertébrale plus flexible : Les mouvements du chat et de la vache permettent à votre dos de bouger plus librement. Cela soulage les raideurs et peut apaiser les douleurs dorsales.
7. Aider votre ventre : En alternant les mouvements de poussée et de traction sur votre ventre, vous frottez doucement vos parties internes, ce qui peut favoriser la digestion.
8. Diminuer le stress : Lorsque vous associez votre respiration à votre mouvement, vous calmez le centre de contrôle de votre corps. Cela diminue le stress et vous aide à vous sentir plus détendu.
9. Améliorer votre position : En renforçant les muscles du dos et en facilitant le mouvement de la colonne vertébrale, cette séquence de mouvements améliore l'alignement général du corps

Jour 5 :

Le 5e jour de yoga sur chaise pour les femmes de plus de 60 ans se concentrera sur les respirations lentes et conscientes. Cette journée mettra l'accent sur les pratiques respiratoires qui favorisent le calme et le bonheur. C'est un espace de détente pour le corps et l'esprit.

Pratique de respiration abdominale

La respiration abdominale profonde, également connue sous le nom de respiration diaphragmatique, est une méthode simple. Inspirez profondément par le nez. Laissez l'air remplir votre ventre. Puis, expirez doucement par la bouche ou le nez. Cette technique permet de déclencher le système nerveux calmant, d'atténuer les tensions, les inquiétudes et la tristesse.

Guide de pratique:

1. Position: Asseyez-vous confortablement sur votre chaise, gardez le dos droit mais détendu, les pieds fermement posés sur le sol. Vous pouvez aussi essayer cet exercice en position allongée.
2. Connexion abdomen-main: Placez une main sur votre ventre pour mieux percevoir les mouvements de votre respiration.
3. Inspiration: Inspirez lentement par le nez, sentez votre ventre se soulever sous votre main.
4. Concentrez-vous sur le temps : essayez de doubler la durée de l'expiration par rapport à celle de l'inspiration. Inspirez donc pendant 4 secondes et expirez pendant 6 à 8 secondes. Continuez ainsi pendant 5 à 10 minutes.

Après la pratique de la respiration abdominale, consacrez quelques minutes à la relaxation pour intégrer les bienfaits de l'exercice et permettre à votre corps et à votre esprit de se reposer pleinement.

Comment Pratiquer :

1. Position : Restez assis confortablement sur votre chaise ou allongez-vous si vous le pouvez. Fermez les yeux pour favoriser l'intériorisation.
2. Détente Corporelle : Prenez conscience de chaque partie de votre corps, de la tête aux pieds, et relâchez consciemment toute tension que vous pourriez y sentir.
3. Respiration Naturelle : Laissez votre respiration revenir à un rythme naturel, en observant simplement le va-et-vient de votre souffle sans chercher à le modifier.
4. Conscience : Restez dans cet état de détente et de conscience pendant plusieurs minutes, en appréciant le calme et la paix intérieure.

Conclusion

La respiration abdominale profonde combinée à la relaxation est un outil puissant pour gérer le stress et favoriser le bien-être général. En intégrant ces pratiques dans votre routine quotidienne, vous pouvez améliorer significativement votre santé respiratoire et cardiovasculaire, tout en réduisant les symptômes du stress, de l'anxiété et de la dépression. Ce jour du programme est conçu pour vous enseigner des techniques simples mais efficaces pour prendre soin de votre bien-être mental et physique.

Jour 6 :

Le sixième jour de notre série de yoga sur chaise pour les femmes de 60 ans et plus, nous passerons en revue d'anciens mouvements et nous vous en montrerons un nouveau appelé "Mains-collées-derrière-le-dos". Cette journée nous aide à consolider les poses de base et à améliorer notre position et notre respiration grâce à une nouvelle astuce de yoga.

Un tour d'horizon des poses connues

Nous commencerons le cours en passant en revue les mouvements de yoga des sessions précédentes. Nous pourrions nous rafraîchir la mémoire sur la "pose de la montagne" assise (Tadasana sur chaise), les torsions assises pour la souplesse de la colonne vertébrale et la version sur chaise de la "pose du chat et de la vache" pour un dos détendu. Nous nous concentrerons sur l'alignement, la respiration et les sensations de chaque pose et les ajusterons pour un confort et une efficacité optimaux.

Introduction de la pose des mains collées derrière le dos

Cette pose est conçue pour ouvrir la région de la poitrine, redresser la posture et donner un bon étirement aux épaules tout en faisant travailler les muscles du dos. Voyons comment procéder :

1. Préparation : Asseyez-vous sur le bord de la chaise, les pieds à plat et écartés de la largeur des hanches, le dos bien droit.
2. Formation des prises : Prenez vos mains derrière vous et croisez vos doigts. Vous n'arrivez pas à croiser les doigts ? Utilisez une petite serviette ou un mouchoir entre vos mains pour que ce soit plus facile.
3. Position correcte : En inspirant, serrez doucement vos mains (ou tirez sur la serviette) et ouvrez votre poitrine en écartant les épaules. Levez légèrement le sternum vers le ciel, mais gardez les épaules relâchées.
4. Maintien de la Posture : Restez dans cette position pendant plusieurs respirations profondes, en vous concentrant sur l'ouverture de la poitrine et l'étirement des épaules.
5. Relâchement : Relâchez doucement les mains et revenez à la position de départ.

Bienfaits

Amélioration de la Posture : Cette posture aide à corriger la posture voutée en renforçant les muscles du dos et en ouvrant la poitrine.

Étirement des Épaules : Elle offre un étirement profond des épaules et du haut du dos, zones souvent tendues chez les seniors.

Stimulation de la Respiration : En ouvrant la poitrine, cette posture favorise une meilleure capacité respiratoire et une oxygénation accrue du corps.

Jour 7 :

Le jour 7 du programme de yoga sur chaise pour les femmes de plus de 60 ans, nous aborderons la relaxation profonde et la méditation guidée. Ces techniques permettent à votre corps et à votre esprit de se reposer. Elles mélangent les bienfaits des postures de yoga de cette semaine.

La relaxation profonde

La relaxation profonde se produit à la fin du yoga. C'est le moment pour votre corps de se reposer et de redémarrer. Que vous soyez assis ou allongé, laissez aller chaque partie de votre corps. Concentrez-vous sur votre respiration et commencez à évacuer votre stress. Voici comment procéder:

Mise en place: Trouvez un endroit où vous êtes à l'aise. Vous pouvez vous asseoir ou vous allonger. Si nécessaire, utilisez des coussins ou des couvertures.

Détendre votre corps: Fermez les yeux, puis aidez consciemment chaque groupe musculaire à se détendre. Commencez par les pieds et remontez jusqu'à la tête.

Respiration: Concentrez-vous sur votre respiration. Chaque inspiration apporte de l'énergie. Chaque expiration élimine la tension et le stress.

Méditation guidée

La méditation guidée est un outil qui permet de clarifier l'esprit et de réduire le stress. Vous pouvez la suivre avec un professeur ou une piste audio. Voici comment elle fonctionne :

La méditation guidée est un outil qui permet de se vider l'esprit et de diminuer le stress.

1. Directions: Suivez les conseils de votre guide. Il vous emmènera dans un voyage apaisant, en utilisant des images ou en se concentrant sur la respiration.
2. Focalisation: Tenez-vous-en aux étapes de la méditation. Si vos pensées s'égarent, ramenez-les doucement.
3. Conscience: Restez attentif pendant la méditation. Observez vos sentiments, vos pensées et vos sens sans les juger.

Finalisation de la séance

1. Retour progressif : Après la méditation, replongez-vous dans le monde qui vous entoure. Étirez doucement vos doigts et vos orteils et ouvrez les yeux lorsque vous êtes prêt.
2. Réflexion: Prenez le temps de réfléchir à ce que vous avez ressenti après la méditation et la relaxation.

Cette séance de méditation et de relaxation est cruciale. Elle permet d'équilibrer les aspects physiques du yoga et le repos mental. Pour les personnes de plus de 60 ans, elle contribue à créer un environnement intérieur paisible. Et cette paix peut avoir des effets bénéfiques à long terme sur la santé et la qualité de vie.

Jour 8 :

Le huitième jour, notre programme de yoga sur chaise pour les femmes de plus de 60 ans s'échauffe et explore ensuite la pose du guerrier II (Virabhadrasana II) à l'aide d'une chaise. Cette posture permet d'améliorer l'équilibre, de renforcer les jambes, d'ouvrir les hanches et d'améliorer la posture générale.

Temps de préparation

Avant de plonger dans la posture Virabhadrasana II, commencez par vous échauffer. Que diriez-vous de quelques rotations articulaires faciles ? Pensez au cou, aux épaules, aux poignets, aux chevilles. Étirements légers. Des mouvements de flexion et d'extension. Un bon échauffement prévient les blessures et réveille votre corps, rendant votre yoga plus efficace.

Maîtriser Virabhadrasana II avec une chaise

1. Position de préparation : Placez-vous à côté de votre chaise. Laissez-la vous soutenir sur la droite. Tenez-vous droit ; écartez les pieds. Plus que la largeur des hanches, c'est bien.
2. Où poser les pieds : Tournez votre pied droit de 90 degrés vers l'extérieur, votre pied gauche un peu vers l'intérieur. Le talon de votre pied avant doit s'aligner sur la voûte de votre pied arrière.
3. Prise de la pose : Inspirez, étendez les bras à la hauteur des épaules, les paumes tournées vers le bas. Expirez et pliez le genou droit. Il doit être aligné avec votre cheville, créant un angle de 90 degrés.
4. Vision et concentration : Tournez la tête et regardez par-dessus les doigts de votre main droite. Gardez votre cou détendu et long. Concentrez-vous sur votre regard pour vous aider à garder l'équilibre.
5. Maintien de la position : Restez dans la position, en respirant profondément. Sentez l'étirement dans votre corps, vos jambes et vos hanches.
6. Sortir de la position : Pour quitter la position, détendez votre bras et redressez votre genou droit. Faites de même de l'autre côté, avec la chaise à votre gauche.

7. Puissance des jambes : cette position fait travailler intensément les muscles des cuisses et des mollets. Elle contribue à renforcer vos jambes et à augmenter la densité osseuse.
8. Meilleur équilibre : Se concentrer pour maintenir la position permet d'améliorer l'équilibre. L'équilibre est essentiel pour prévenir les chutes chez les personnes âgées.
9. Flexibilité de la hanche : Virabhadrasana II favorise la souplesse des hanches. Cela réduit les raideurs et facilite les mouvements.
10. Renforcement du tronc : La position fait intervenir les muscles du ventre et du dos. Elle permet de renforcer le tronc et d'améliorer la posture en général.
11. Stimulation du cœur : maintenir cette position pendant quelques respirations accélère le rythme cardiaque. Elle permet un léger entraînement du cœur.

Jour 9 :

La leçon de yoga sur chaise d'aujourd'hui, conçue pour les femmes de plus de 60 ans, présentera le Trikonasana avec la pose de la chaise. Elle est parfaite pour améliorer la souplesse des hanches et des jambes. Voici ce que donne cette pose simple, assistée par une chaise, une fois décortiquée :

Comment faire le Trikonasana avec chaise

1. Position de départ : Placez-vous à côté d'une chaise sur le côté droit pour plus de stabilité. Tenez-vous droit, les pieds plus larges que la largeur des hanches.
2. Alignement des pieds : Tournez votre pied droit de 90 degrés sur le côté et votre pied gauche légèrement vers l'intérieur. Le talon avant et la voûte du pied arrière doivent correspondre.
3. Entrée dans la posture : Inspirez, tendez les bras sur les côtés au niveau des épaules, les paumes tournées vers le bas. Expirez en tendant les bras vers la droite, en vous appuyant sur la chaise avec votre main droite.
4. Position du corps : Essayez de garder le corps plat, sans vous pencher vers l'avant ou l'arrière. Le bras gauche doit être tendu vers le haut, en formant une ligne droite avec le bras droit.
5. Regard et concentration : Tournez votre regard vers le haut, vers votre main gauche, si vous vous sentez à l'aise. Sinon, regardez droit ou vers le bas.

6. Maintien de la pose : Restez dans la pose, en prenant plusieurs respirations profondes. Vous devriez ressentir un bon étirement de votre corps, de vos jambes et de vos hanches.

7. Quitter la pose : Soulevez le haut du corps en respirant profondément et en resserrant les muscles de l'estomac. Ensuite, répétez la pose en plaçant la chaise sur votre côté gauche.

Ce que la pratique de Trikonasana avec la chaise vous apporte

1. Étendre les hanches et les jambes : En étirant les muscles des cuisses, des mollets et des hanches, le Trikonasana augmente votre flexibilité et diminue la raideur1.

2. Renforcer les muscles : Cette posture renforce les muscles des jambes et des chevilles, ainsi que les muscles du tronc. Cela aide à garder une bonne posture1.

3. Meilleur équilibre : Le maintien de la posture exige de la concentration. Cela améliore la stabilité et l'équilibre, prévenant ainsi les chutes, principalement chez les personnes âgées1.

4. Stimulation de la digestion : L'étirement latéral du haut du corps stimule les organes digestifs, améliorant ainsi la digestion1.

5. Minimiser les douleurs dorsales : en étirant et en renforçant les muscles du dos, le Trikonasana aide à soulager les douleurs dorsales.

Jour 10 :

Votre cours de yoga sur chaise destiné aux femmes de plus de 60 ans en est maintenant à son 10e jour. La séance sera consacrée à l'équilibre, en utilisant une chaise pour maîtriser la difficile position de l'arbre, également connue sous le nom de Vrksasana. Elle aide non seulement à l'équilibre et à la concentration, mais renforce également les muscles des jambes et des chevilles.

Maîtriser la posture de l'arbre avec une chaise

1. Mettre en place : Placez-vous à côté de la chaise. Utilisez-la pour vous stabiliser en plaçant votre main droite sur le dossier. Tenez-vous debout, les pieds joints.

2. Base stable : Déplacez délicatement votre poids sur votre pied gauche. Assurez-vous d'avoir une base solide avant de continuer.

3. Alignement des pieds : Soulevez lentement votre pied droit. Placez-le contre l'intérieur de la cuisse, du mollet ou de la cheville gauche, selon ce qui est le plus confortable et le plus équilibré. N'oubliez pas de ne pas le placer directement sur le genou.

4. Alignement du corps : Une fois en équilibre, placez votre main gauche sur votre hanche ou joignez vos deux mains au niveau de la poitrine - pensez à la

prière.Gardez le dos droit et concentrez-vous sur un point devant vous pour maintenir l'équilibre.

5. Respiration et concentration : Respirez profondément et régulièrement. Concentrez-vous sur votre position et votre équilibre. Imaginez-vous enraciné, comme un arbre.

6. Sortie de la Posture : Pour sortir de la posture, abaissez doucement le pied droit au sol et revenez à la position de départ. Répétez l'exercice de l'autre côté, en changeant la main sur la chaise et en levant le pied gauche.

Bienfaits de la Posture de l'Arbre avec Chaise

1. Amélioration de l'Équilibre : La posture de l'arbre aide à développer l'équilibre et la coordination, ce qui est crucial pour prévenir les chutes chez les seniors.

2. Renforcement des Jambes : Le fait de tenir la posture renforce les muscles des jambes et des chevilles, améliorant ainsi la stabilité.

3. Concentration et Calme : La concentration requise pour maintenir l'équilibre favorise la clarté mentale et réduit le stress.

4. Ouverture des Hanches : La posture aide à ouvrir les hanches, ce qui peut contribuer à améliorer la mobilité et à soulager les tensions dans cette zone.

Jour 11 :

Vous entamez le 11e jour de la routine de yoga sur chaise destinée aux femmes âgées de 60 ans et plus. L'accent est mis aujourd'hui sur la pose de l'aigle ou " Garudasana ". Cette posture, réalisée sur une chaise, est excellente pour l'équilibre et la concentration. De plus, elle est bénéfique pour les chevilles, les mollets, les cuisses, les hanches, les épaules et le haut du dos.

Pratiquons Garudasana sur une chaise

1. Pour commencer : Assis sur le bord de la chaise, assurez-vous que vos pieds sont à plat sur le sol et écartés de la largeur des hanches. Gardez le dos droit et les épaules calmes.
2. Les jambes d'abord : Pliez légèrement les genoux. Ensuite, soulevez votre jambe droite et croisez-la avec la jambe gauche. Si vous le pouvez, enroulez le pied droit autour du mollet gauche. Sinon, laissez votre pied droit reposer légèrement ou toucher le sol pour plus d'équilibre.
3. Armes en second : Mettez vos bras en avant, en les gardant au même niveau que le sol. Votre bras droit doit se trouver sous votre bras gauche au niveau des coudes. Ensuite, pliez vos coudes pour que vos avant-bras forment une ligne verticale. Vos paumes doivent se toucher. Si c'est difficile, laissez vos doigts droits toucher la paume gauche.
4. Alignement attentif : Une fois que vous êtes en position, regardez un point fixe. Cela permet de garder l'équilibre. Maintenez le dos droit et faites travailler votre tronc pour garder votre posture.
5. Maintien de la posture : Restez stable dans cette position pendant plusieurs inspirations et expirations profondes. Concentrez-vous sur l'équilibre et l'alignement de votre trompette.
6. Conclusion de la posture: Déroulez lentement vos membres pour revenir au point de départ. Faites la même chose en changeant les bras et les jambes.

Les avantages de la posture Garudasana

7. L'équilibre et la convergence : maintenir l'équilibre dans cette posture peut stimuler l'acuité mentale et la concentration.
8. Les jambes et les chevilles plus fortes : verrouiller les jambes et maintenir la posture renforce les muscles des jambes et des chevilles.
9. Détente des épaules et du haut du dos : le placement des bras aide à détendre les épaules et le haut du dos, ce qui permet de relâcher les tensions dans ces zones.
10. Augmentation du flux sanguin : la posture aide à accélérer le flux sanguin, en particulier dans les bras et les jambes.

Le 12e jour du programme de yoga sur chaise pour les femmes de plus de 60 ans, nous nous concentrons sur la respiration alternée des narines. Elle est également connue sous le nom de Nadi Shodhana. Nadi Shodhana aide à équilibrer les énergies du corps et à calmer l'esprit. Elle est excellente pour la stabilité mentale.

Comment faire Nadi Shodhana (respiration alternée des narines)

1. Point de départ : Trouvez une chaise confortable et asseyez-vous en gardant le dos droit. Gardez vos pieds à plat sur le sol et vos épaules détendues.
2. Préparation : Posez votre main gauche sur votre genou gauche. Utilisez votre main droite pour l'exercice de respiration. Le pouce et l'annulaire (ou l'auriculaire) droits contrôleront le flux d'air provenant de vos narines.
3. Exécution : Bouchez la narine droite avec votre pouce, inspirez lentement et profondément par la narine gauche. Ensuite, bouchez votre narine gauche avec votre annulaire, débouchez la narine droite et expirez. Répétez l'exercice, mais en commençant par inspirer par la narine droite. Cela fait un tour de Nadi Shodhana.
4. Longueur : Restez sur ce schéma pendant plusieurs minutes, les yeux fermés. Concentrez-vous sur votre respiration. Vous voulez respirer lentement et régulièrement et équilibrer l'air entre vos narines.

Les avantages de Nadi Shodhana

1. Réduction du Stress : Cette technique de respiration aide à calmer l'esprit et à réduire le stress et l'anxiété.
2. Amélioration de la Concentration : La respiration alternée par les narines peut augmenter la concentration et la clarté mentale.
3. Équilibre des Hémisphères Cérébraux : Nadi Shodhana est censée équilibrer les hémisphères droit et gauche du cerveau, favorisant l'équilibre émotionnel et la créativité[1].
4. Amélioration de la Fonction Respiratoire : Cette pratique peut également aider à améliorer la capacité respiratoire et à renforcer le système respiratoire[1].

Conseils pour la Pratique

5. Rythme : Gardez un rythme lent et régulier qui est confortable pour vous. Ne forcez pas la respiration et ne retenez pas votre souffle si cela vous met mal à l'aise.
6. Posture : Maintenez une posture droite pour faciliter une respiration aisée et profonde.

7. Régularité : Pratiquez Nadi Shodhana régulièrement pour en ressentir pleinement les bienfaits. Cela peut être fait quotidiennement, idéalement le matin ou le soir pour une relaxation profonde.

Nadi Shodhana est une technique de respiration puissante et apaisante qui peut être un complément précieux à la pratique du yoga sur chaise pour les femmes de plus de 60 ans, contribuant à un sentiment de calme et d'équilibre tout au long de la journée

Jour 13 :

Le 13e jour, la série de yoga sur chaise pour les femmes de plus de 60 ans relie toutes les postures apprises jusqu'à présent. Il s'agit d'offrir une séquence de yoga complète. Elle dynamise à la fois le corps et l'esprit.

Quel est le programme de la journée ?

La routine de la journée consiste à faire un lien fluide entre les postures. Chaque changement de posture correspond à une inspiration ou une expiration. Rester concentré sur la respiration tout en changeant de posture renforce l'union corps-esprit.

Un exemple de séquence de flux

Commencez à vous assouplir en utilisant la posture du chat-vache en position assise : Commencez par quelques cycles de chat-vache. Inspirez pendant la posture de la vache et expirez pendant la posture du chat.

Passez à la torsion assise : après l'échauffement, essayez la torsion assise pour l'agilité de la colonne vertébrale. Tournez votre torse des deux côtés, utilisez les expirations pour approfondir les torsions.

Position de la montagne assise (Tadasana sur la chaise) : Revenez au centre pour la position de la montagne assise. Levez les bras en inspirant et abaissez-les en expirant, faites attention à l'équilibre du corps.

Appliquez la posture de l'arbre sur le côté de la chaise : Améliorez votre équilibre en faisant la position de l'arbre à côté de la chaise. Gardez les yeux sur un point fixe pour garder l'équilibre.

Finissez avec la respiration à narines changeantes (Nadi Shodhana) : rafraîchissez-vous avec un exercice de Nadi Shodhana pour équilibrer votre énergie et apaiser votre esprit.

Dernière relaxation : Installez-vous sur la chaise, reposez vos yeux et prenez le temps de ressentir l'impact de vos exercices sur votre corps et vos pensées.

Conseils pour l'exercice

1. Mouvement : Faites correspondre chaque changement de pose avec votre respiration afin de créer une transition douce et non rapide : Restez à l'écoute de votre corps et de votre respiration pendant que vous suivez la séquence. Faites les ajustements nécessaires.
2. Consistance : L'exécution régulière de cette séquence peut améliorer votre souplesse, votre force et votre équilibre, tout en favorisant la relaxation et le bonheur mental.

Fusionner toutes les poses apprises dans une série continue est une excellente méthode pour refléter ce que vous avez acquis et profiter de tous les avantages du yoga sur chaise. Cela favorise un régime unifié qui profite à la fois au physique et à l'esprit.

Jour 14 :

Le 14e jour de yoga sur chaise pour les femmes de plus de 60 ans met l'accent sur la relaxation profonde et l'imagination positive. Ces exercices sont essentiels pour intégrer les bienfaits physiques du yoga et favoriser le calme mental et émotionnel.

La relaxation profonde

La relaxation profonde est une méthode qui déclenche un passage du stress à la sérénité en libérant les tensions corporelles accumulées. Elle est généralement pratiquée à la fin de la séance pour permettre au corps de se ressourcer et de se restaurer. Voici comment procéder:

1. Placement: Choisissez un endroit confortable, assis ou allongé, où votre corps peut se détendre complètement. Utilisez des éléments de soutien comme des oreillers ou des couvertures au besoin.
2. Détente physique: Fermez les yeux et calmez délibérément chaque zone musculaire, en commençant par les pieds et en remontant jusqu'à la tête.
3. Respiration naturelle: Observez simplement le rythme naturel de votre respiration sans essayer de le modifier.

Visualisation positive

La visualisation positive est une méthode qui fait appel au pouvoir de l'imagination pour créer des images mentales réconfortantes ou motivantes. Cette technique permet de lutter contre les idées pessimistes, la nervosité et l'anxiété, et est souvent utilisée pour améliorer l'humeur et la satisfaction générale. Voici comment la mettre en œuvre :

1. Direction: Suivez le guide ou les conseils audio. Ceux-ci vous aideront dans ce processus de relaxation ou dans la réalisation de vos rêves.
2. Image mentale : Pensez à une scène apaisante ou à un moment joyeux ou à un objectif que vous voulez atteindre. Vivez-les comme s'ils étaient réels et se produisaient maintenant.
3. Focalisation: Gardez votre esprit sur ces imaginations positives et laissez-les vous faire sentir merveilleusement bien.

Pour clore la séance

1. Retour progressif: Lorsque vous avez terminé, revenez lentement à la réalité. Bougez vos doigts et vos orteils, ouvrez les yeux lorsque vous vous sentez à l'aise.
2. Réflexion: Prenez le temps de réfléchir à votre séance, à ce que vous avez ressenti et aux changements que la relaxation et la visualisation ont apportés.

Cette séance de relaxation profonde et de visualisation positive crée un espace paisible et rajeunissant. Elle aide les gens à se détendre entièrement et à entretenir un état d'esprit paisible et positif. Il s'agit d'une excellente pratique de récupération après une semaine de yoga, qui favorise la relaxation et la positivité dans la vie quotidienne.

Troisième semaine : Mobilité et flexibilité

Jour 15 :

Le 15e jour du programme de yoga pour les femmes de plus de 60 ans revisite des mouvements plus anciens et introduit des étirements faciles pour les jambes. Ce cours permet de mieux comprendre les poses de base et d'augmenter la flexibilité des jambes et la circulation sanguine.

Récapitulation des poses

Commencez par revoir les poses précédentes. Il peut s'agir de la pose de la montagne assise (Tadasana sur chaise), des torsions assises pour la souplesse de la colonne vertébrale, de la pose du chat-vache sur chaise pour soulager le dos et de la pose du guerrier II sur chaise pour la force des jambes. Faites attention à la position, à la respiration et à la sensation de chaque pose.

Nouveaux étirements faciles pour les jambes

Après l'examen, présentez les étirements faciles pour les jambes. Ces étirements améliorent la souplesse, libèrent le stress et stimulent la circulation dans les jambes. Étirement des ischio-jambiers sur chaise :

1. Asseyez-vous au bord de la chaise et tendez une jambe devant, le talon au sol et les orteils vers le haut.
2. Maintenez le deuxième pied à plat sur le sol, le genou plié.
3. Inspirez et prenez de la hauteur en étirant votre colonne vertébrale. Tout en expirant, pliez doucement les hanches en gardant le dos droit. Sentez une traction le long de l'arrière de votre jambe tendue.
4. Changez de jambe après avoir maintenu l'étirement pendant un certain temps.

Comment procéder ?

1. Asseyez-vous confortablement sur une chaise, les pieds reposant sur le sol.
2. Écartez lentement vos jambes jusqu'à ce que ce soit confortable, les pieds vers le bas et les orteils tendus.
3. Mettez vos mains sur vos genoux. Gardez le dos droit et penchez-vous un peu pour sentir un étirement à l'intérieur des cuisses.
4. Restez dans cette pose pendant un certain temps avant de revenir au début.

Conseils utiles

5. Soyez à l'écoute de votre corps : ne forcez jamais un étirement. Bougez doucement et seulement jusqu'à ce que vous vous sentiez à l'aise.
6. Respirez : Concentrez-vous sur votre respiration lorsque vous vous étirez. Inspirez profondément. Expirez pour vous détendre plus profondément dans l'étirement.
7. Faites-en une habitude : Faites ces étirements régulièrement pour améliorer lentement votre souplesse. Avec le temps, vos jambes se détendront.

N'oubliez pas que ces premiers étirements sont conçus pour améliorer la santé générale de vos jambes. Ils vous aideront à vous sentir mieux si vous êtes une femme de plus de 60 ans et que vous faites du yoga sur chaise.

Le 16e jour de la séquence de yoga sur chaise pour les femmes de plus de 60 ans, nous nous concentrons sur la posture d'extension du dos. Cette posture renforce votre dos. Elle est idéale pour améliorer votre posture, renforcer les muscles du dos et assouplir votre colonne vertébrale.

Comment faire la pose de l'extension du dos sur chaise

1. Première position : Installez-vous confortablement sur le bord de votre chaise, les pieds à plat sur le sol et les hanches écartées d'une longueur de pied de biche. Gardez le dos droit et les épaules détendues.
2. Position des mains : posez vos mains sur le bord arrière de la chaise ou sur les accoudoirs. Cela dépend du type de chaise. Cela vous aidera à étendre votre dos.
3. L'extension du dos : inspirez et poussez légèrement sur vos mains pendant que vous arquez votre colonne vertébrale vers l'arrière. Votre tête doit bouger naturellement, mais évitez de la laisser tomber en arrière sans contrôle.
4. Ouverture de la poitrine : pensez à soulever et à étendre votre poitrine vers l'avant. Cela permet d'étirer les muscles de la poitrine et de mieux respirer.
5. Tenez la pose. Restez dans cette position pendant quelques respirations profondes, en vous concentrant sur l'allongement de votre colonne vertébrale et le soulèvement de votre poitrine.
6. Réinitialisation : Revenez progressivement à la position de départ en expirant et en redressant le dos.
7. Durcit votre dos : les muscles de votre dos se renforcent en adoptant cette position. C'est la clé d'une bonne posture.
8. Augmente la capacité de flexion : Votre colonne vertébrale devient plus souple. Ainsi, vous bougez mieux.
9. Allège les tensions : La position permet d'évacuer les tensions dorsales refoulées. La plupart du temps dans le bas du dos.
10. Encourage une bonne respiration : la position ouvre la poitrine. Ainsi, vous respirez mieux, votre corps reçoit plus d'oxygène.

Jour 17 :

Le 17e jour de la série de yoga sur chaise est conçu pour les femmes de plus de 60 ans afin d'améliorer la souplesse des épaules et du cou. L'accent est mis sur la réduction des tensions dans ces régions, souvent dues à une mauvaise posture ou à un manque d'activité. Apprenez quelques exercices spécifiques pour ces régions.

Exercices pour la mobilité des épaules

1. Rotation de l'épaule :

   1. Asseyez-vous à plat sur la chaise, redressez confortablement votre dos.
   2. Commencez par des rotations lentes et méthodiques de l'épaule, en faisant des mouvements vers l'avant puis vers l'arrière. Cela permet de dissoudre les tensions dans les épaules et le haut de la colonne vertébrale.

2. Étirement du bras de cactus :

   1. Levez les bras sur le côté au niveau des épaules, pliez les coudes pour former un angle droit, paumes vers l'avant comme un cactus.
   2. Inspirez, tirez lentement les bras vers l'arrière, en élargissant la poitrine. Expirez, ramenez les bras à la position de départ. Cet exercice permet d'ouvrir la poitrine et d'étirer les pectoraux et les épaules.

3. Étirement du triceps :

   1. Tenez un bras au-dessus de la tête, fléchissez le coude de façon à ce que votre main atteigne le milieu de votre dos.
   2. Avec l'autre main, appuyez doucement sur le coude vers l'arrière, ce qui accentue l'étirement. Restez en position quelques instants, puis changez de main. Cet exercice fait travailler les triceps et les épaules.

Exercices pour la Flexibilité du Cou

1. Inclinaisons Latérales du Cou :

   1. Gardez le dos droit, et les épaules détendues.
   2. Inclinez doucement la tête vers une épaule, en gardant l'autre épaule baissée. Vous devriez sentir un étirement sur le côté opposé du cou.
   3. Maintenez quelques respirations puis changez de côté.

2. Rotation du Cou :

   1. Tournez doucement la tête d'un côté, en amenant le menton vers l'épaule, autant que le confort le permet sans forcer.

2. Revenez au centre puis tournez la tête de l'autre côté. Cet exercice aide à améliorer la mobilité du cou et à soulager les tensions.

Conseils pour la Pratique

3. Respiration : Accordez une attention particulière à votre respiration pendant ces exercices. Inspirez profondément par le nez et expirez lentement par la bouche pour favoriser la relaxation.
4. Mouvements Doux : Effectuez tous les mouvements doucement et sans précipitation. Ne forcez pas les étirements au-delà de votre zone de confort.
5. Régularité : Intégrez ces exercices dans votre routine quotidienne pour bénéficier pleinement de leurs effets sur la flexibilité et la réduction des tensions.

Jour 18 :

Le 18e jour du cours de yoga sur chaise pour femmes seniors, nous aborderons la posture de la pince adaptée à la chaise ou Paschimottanasana. Cet étirement cible votre dos, principalement vos ischio-jambiers et votre colonne vertébrale. Voici le guide pour le faire sur une chaise :

Étapes de Paschimottanasana modifié sur chaise

1. Démarrez : Asseyez-vous sur le bord de la chaise, les pieds au sol, un peu écartés.
2. Préparez-vous : Tendez une jambe vers l'avant. Le talon touche le sol, les orteils sont relevés. Gardez l'autre pied à plat pour vous soutenir.
3. Tendu vers l'avant : Inspirez, redressez votre colonne vertébrale. Expirez, penchez-vous doucement à partir des hanches en gardant le dos droit. Tendez les bras pour plus de confort.
4. Avancez : Si vous pouvez atteindre vos orteils sans arrondir le dos, tenez-les. Sinon, posez vos mains n'importe où sur votre jambe, là où vous vous sentez bien, comme sur la cuisse, le genou ou le mollet.
5. Tenez bon : Restez immobile. Respirez profondément. Concentrez-vous sur l'arrière de votre jambe et sur l'étirement de votre dos.
6. Fin de l'exercice : Pour sortir de l'exercice, remontez lentement en inspirant, la colonne vertébrale bien droite. Recommencez avec l'autre jambe.

1. Étirement du dos : étirez votre colonne vertébrale et vos muscles ischio-jambiers. Elle soulage la raideur et la tension dans le bas du dos.
2. Gagner en souplesse : Cette posture améliore la flexibilité de l'ensemble du corps. Les jambes et le dos sont particulièrement améliorés.
3. Meilleure digestion : La position penchée vers l'avant revigore les organes abdominaux, facilitant ainsi la digestion.
4. Paix de l'esprit : Cette posture favorise le repos. Elle est idéale pour diminuer le stress et l'anxiété.

Conseils pour la pratique

1. Respirer : N'oubliez pas de garder une respiration naturelle et rythmée pour soutenir la position et favoriser la relaxation.
2. Respectez votre corps : ne poussez pas l'étirement jusqu'à ce qu'il devienne douloureux. Efforcez-vous d'obtenir un étirement confortable et indolore.
3. Utilisation d'outils : Si nécessaire, utilisez une sangle ou une serviette pour l'attacher autour du pied. Cela permet de maintenir l'étirement sans créer de tension indésirable.

Pour les femmes de plus de 60 ans, un Paschimottanasana adapté à la chaise est une technique formidable pour améliorer en douceur et en toute sécurité la souplesse du dos, tout en reconnaissant les limites individuelles.

Jour 19 :

Aujourd'hui, au 19e jour de la série de yoga sur chaise pour les femmes de plus de 60 ans, nous nous concentrons sur le contrôle de la respiration profonde afin d'augmenter la puissance des poumons. Ces tactiques de respiration sont essentielles pour aider vos poumons à devenir plus souples, améliorer la façon dont votre sang transporte l'oxygène et faciliter la guérison et le rétablissement.

Quel est le plan ?

Vous passerez cette session à faire des techniques de contrôle de la respiration visant à utiliser la pleine capacité de vos poumons et à augmenter votre capacité à respirer plus longtemps. Voici quelques méthodes spécifiques de contrôle de la respiration que vous pourriez trouver dans notre séance d'aujourd'hui :

1. Prenez un siège et placez une main sur votre poitrine et l'autre sur votre estomac.

2. Inspirez lentement par le nez, en sentant votre estomac se soulever, tout en évitant que votre poitrine ne bouge trop.
3. Expirez lentement, par la bouche ou le nez, lorsque votre estomac redescend.
4. Continuez ainsi pendant un certain temps, peut-être 5 à 10 minutes, en vous concentrant sur des respirations longues et profondes.

2. Règle des 4-7-8:

Inspirez avec votre nez en comptant jusqu'à 4.

Tenez cette inspiration en comptant jusqu'à 7.Cette méthode peut réduire le stress, vous aider à vous détendre et aider votre esprit à rester concentré.

3. La respiration à fréquence résonnante:

La respiration à fréquence résonnante est une méthode qui permet de réduire le stress, de se détendre et d'aider l'esprit à rester concentré.

La respiration à fréquence résonnante est une méthode qui permet de réduire le stress et de se détendre.

1. Respirez à un rythme de 5 à 6 respirations par minute, ce qui est souvent réalisé en inspirant pendant environ 5 secondes et en expirant pendant environ 5 secondes.
2. Cette technique peut améliorer la circulation et l'apport d'oxygène dans tout le corps.

Bienfaits de la Respiration Profonde

1. Amélioration de la Fonction Pulmonaire : La respiration profonde est une forme d'exercice léger qui renforce la souplesse des tissus pulmonaires et aide à maintenir une ventilation suffisante.
2. Réduction du Stress : La baisse des hormones de stress et l'activation du système nerveux parasympathique induites par la respiration profonde créent un état de calme.
3. Réponse Immunitaire Optimisée : La respiration profonde peut réduire les molécules de signalisation inflammatoires et renforcer le système immunitaire.

1. Régularité : Pratiquez la respiration profonde quotidiennement, en commençant par 5 à 10 minutes par jour et en augmentant progressivement la durée pour des bénéfices accrus.
2. Posture : Assurez-vous de maintenir une bonne posture pendant la pratique pour permettre une expansion complète des poumons.
3. Relaxation : Tentez de relâcher toute tension dans le corps pendant la pratique, en particulier dans les épaules et le cou.

La séance de respiration profonde est un élément clé pour améliorer la santé respiratoire et le bien-être général des femmes de plus de 60 ans. Elle peut être pratiquée n'importe où et presque n'importe quand, offrant un outil accessible et efficace pour la gestion du stress et l'amélioration de la capacité pulmonaire.

Jour 20 :

L'exercice de yoga sur chaise d'aujourd'hui, jour 19, se concentre sur les respirations profondes. L'objectif ? Augmenter la puissance de vos poumons. Voici les détails :

Ce que nous faisons

L'objectif est de respirer profondément (en utilisant des méthodes de pranayama) pour :

1. Augmenter votre endurance respiratoire
2. Aider vos cellules à recevoir plus d'oxygène
3. Renforcer vos muscles pulmonaires
4. Calmer votre esprit

Méthodes utilisées

Vous pratiquerez plusieurs exercices de respiration profonde:

1. Respiration ventrale : Inspirez et remplissez votre ventre. Expirez et rentrez le ventre.
2. Respiration totale : Respirez en trois parties (ventre, poitrine, épaules).
3. Respiration 4-7-8 : Inspirez pendant 4 secondes, retenez votre souffle pendant 7 secondes, puis expirez pendant 8 secondes.
4. Respiration alternée : Inspirez par une narine et expirez par l'autre.

Assis-toi bien droit. La séance de respiration devrait durer de 10 à 20 minutes, selon votre niveau de confort.

Ce que vous gagnerez

1. Un meilleur apport d'oxygène à vos cellules
2. Une meilleure force pulmonaire
3. Plus de sérénité
4. Une baisse des niveaux de stress et d'anxiété

Conseils rapides

5. Allez-y doucement. Restez stable et confortable.
6. Concentrez-vous sur vos respirations.
7. Faites-en une routine quotidienne pour obtenir les meilleurs effets.

Ces activités respiratoires vont de pair avec le yoga sur chaise, en se concentrant spécifiquement sur notre santé respiratoire et notre état d'esprit.

Ces activités respiratoires vont de pair avec le yoga sur chaise, en se concentrant spécifiquement sur notre santé respiratoire et notre état d'esprit.

Jour 21 :

Le Jour 21 se concentre sur la méditation pour la tranquillité. Cette pratique vise à réduire le stress, à apaiser votre esprit et à encourager la sérénité intérieure.

Paix de l'esprit : Une méditation guidée

Une méditation guidée signifie qu'un guide (en direct ou enregistré) vous accompagne à travers des instructions et des images mentales apaisantes. L'objectif ? Une relaxation profonde et une meilleure prise de conscience. Voici comment procéder:

1. Mise en place : Asseyez-vous sur votre chaise, gardez le dos droit mais détendu, et posez vos pieds à plat sur le sol. Fermez les yeux pour éviter les perturbations extérieures.
2. Respiration : prenez note de votre respiration, de vos poumons qui se remplissent et se vident. Cela aide à ancrer votre esprit dans l'ici et le maintenant.

3. Guidance : Suivez les indications de votre guide. Il peut vous suggérer de visualiser un endroit serein, de vous concentrer sur des mantras positifs ou de prendre conscience des parties de votre corps pour vous détendre volontairement.
4. Visualisation : Écoutez les instructions de la méditation et imaginez des images ou des sentiments paisibles. Il peut s'agir d'une étendue d'eau calme, d'une forêt paisible ou d'une lumière douce qui recouvre votre corps.
5. Retour Progressif : À la fin de la méditation, prenez le temps de revenir lentement à la conscience de votre environnement. Remuez doucement vos doigts et vos orteils, et ouvrez les yeux lorsque vous vous sentez prête.

Bienfaits de la Méditation Guidée

1. Réduction du Stress : La méditation aide à calmer le système nerveux et à réduire les niveaux de stress.
2. Amélioration de la Concentration : La pratique régulière de la méditation peut améliorer la concentration et la clarté mentale.
3. Équilibre Émotionnel : La méditation favorise l'équilibre émotionnel et peut aider à gérer les émotions négatives.
4. Bien-être Général : La méditation contribue à un sentiment général de bien-être et peut améliorer la qualité du sommeil.

Conseils pour la Pratique

1. Régularité : Pratiquez la méditation guidée régulièrement pour en ressentir pleinement les bienfaits. Même quelques minutes par jour peuvent être bénéfiques.
2. Environnement Calme : Choisissez un endroit calme où vous ne serez pas dérangé pendant votre pratique.
3. Ouverture d'Esprit : Abordez la méditation avec une attitude ouverte et sans attentes spécifiques. Laissez l'expérience se dérouler naturellement.

La méditation guidée pour la tranquillité d'esprit est une pratique puissante qui peut aider les femmes de plus de 60 ans à trouver un espace de calme et de sérénité dans leur vie quotidienne.

Semaine 4 : Approfondissement et intégration

Jour 22 :

Aujourd'hui, c'est le 22e jour de notre série de yoga sur chaise, conçue pour les femmes de plus de 60 ans. Nous revisiterons les poses précédentes en mettant l'accent sur l'alignement correct et la précision. C'est la clé pour bénéficier au maximum des avantages et éviter tout dommage.

Qu'y a-t-il au programme ?

Vus allez revoir les poses de yoga précédentes en mettant l'accent sur l'alignement du corps et les mouvements corrects. La qualité, et non la quantité ou la complexité, est notre principal objectif pour la séance d'aujourd'hui.

Un aperçu de la révision des poses et de l'alignement d'aujourd'hui

1. Position de la montagne assise (Chair Tadasana) : Vérifiez votre posture. Les pieds doivent être solidement ancrés, la colonne vertébrale allongée et les épaules relâchées.
2. Pour cette posture, assurez-vous que vos pieds sont solidement en contact avec le sol. La colonne vertébrale doit être étirée et les épaules détendues.
3. Torsion assise : Travaillez votre torsion en vous assurant que le mouvement vient de votre taille et non de vos épaules. Les hanches doivent rester en avant.
4. En torsion, n'oubliez pas de faire la torsion à partir du milieu du corps et non des épaules. Gardez les hanches immobiles et tournées vers l'avant.
5. Chair Cat-Cow Pose : Travaillez à cambrer et à arrondir votre dos, synchronisez vos mouvements avec votre respiration.
6. Concentrez-vous sur l'arrondi et la cambrure de votre dos. Laissez votre respiration contrôler le mouvement.
7. Position de la chaise du guerrier II : Le genou avant doit être aligné avec la cheville. Laissez votre corps s'étaler sur le côté. Tendez les bras.
8. Assurez-vous que le genou avant et la cheville sont alignés. Laissez votre corps et vos bras s'étendre sur le côté.
9. Chair Back Extension Pose : L'extension du dos doit augmenter progressivement et rester sous contrôle. Il est interdit de serrer la colonne vertébrale.
10. Veillez à ce que l'extension du dos se développe et reste contrôlée. Évitez d'appuyer sur votre colonne vertébrale.
11. Penchée avant debout adaptée à la chaise (Paschimottanasana) : Visez un étirement vers l'avant tout en gardant le dos droit et en vous penchant à partir de la taille.
12. Maintenez le dos droit tout en vous penchant vers l'avant à partir des hanches.

Suggestions pour la pratique

13. Respiration : Ayez une respiration qui s'écoule de façon régulière. Cela guidera vos actions et vous aidera à vous détendre.

14. Écoute du corps : Écoutez les signes que vous donne votre corps et ajustez vos étirements pour qu'ils soient confortables et réalisables.
15. Utilisation d'accessoires : N'hésitez pas à utiliser des objets comme des coussins ou des blocs pour obtenir un soutien supplémentaire et une meilleure forme.
16. Consistance : Revoyez les poses souvent, en visant la précision et l'alignement. C'est une nécessité pour progresser en toute sécurité dans le yoga.

Jour 23 :

Au 23e jour du programme de yoga sur chaise pour les femmes de plus de 60 ans, nous nous attaquons aux poses debout. Nous serons à côté de la chaise pour améliorer l'équilibre et la force. Nous améliorons la stabilité et la coordination aujourd'hui, ce qui est essentiel pour éviter les chutes et rester autonome.

Quel est le programme?

Nous ferons des positions de yoga debout à côté de la chaise. C'est notre filet de sécurité, qui nous aide à garder l'équilibre. Ces positions sont choisies pour renforcer les muscles stabilisateurs et stimuler la concentration.

Positions debout favorisant l'équilibre

1. Posture de l'arbre (Vrksasana) près de la chaise : Tenez-vous debout près de la chaise, une main sur le dossier pour vous aider. Mettez tout votre poids sur un pied et placez l'autre pied à l'intérieur de la cuisse ou du mollet (jamais le genou) de la jambe d'appui. Fixez un point devant vous pour garder l'équilibre.
2. Tenez-vous près de la chaise, une main sur le dossier pour vous aider.
3. Déplacez votre poids sur un pied, placez l'autre pied à l'intérieur de la cuisse ou du mollet (jamais le genou) de la jambe d'appui.
4. Fixez un point devant vous pour garder l'équilibre.
5. Posture du guerrier I (Virabhadrasana I) : Tenez-vous debout près de la chaise, un pied devant, un pied derrière, le talon du pied arrière vers le haut ou à plat si vous le pouvez. Levez les bras au-dessus de la chaise ou gardez une main sur la chaise et pliez le genou avant à 90 degrés.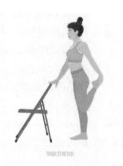
6. Debout à côté de la chaise, avancez un pied devant vous et reculez l'autre, en gardant le talon arrière relevé ou à plat si possible.
7. Levez les bras au-dessus de la tête ou gardez une main sur la chaise, et fléchissez le genou avant pour former un angle de 90 degrés.

8. Posture du Guerrier II (Virabhadrasana II) à Côté de la Chaise : À partir de la position debout, écartez les pieds pour former une ligne avec la chaise. Tournez le pied le plus proche de la chaise vers l'extérieur et l'autre pied légèrement vers l'intérieur. Étendez les bras horizontalement et regardez par-dessus la main proche de la chaise, en fléchissant le genou avant.

9. À partir de la position debout, écartez les pieds pour former une ligne avec la chaise.

10. Tournez le pied le plus proche de la chaise vers l'extérieur et l'autre pied légèrement vers l'intérieur.

11. Étendez les bras horizontalement et regardez par-dessus la main proche de la chaise, en fléchissant le genou avant.

12. Posture de la Chaise (Utkatasana) avec Chaise : Debout derrière la chaise, placez les mains sur le dossier pour le soutien. Fléchissez les genoux et abaissez les hanches comme si vous alliez vous asseoir, en gardant le poids dans les talons.

13. Debout derrière la chaise, placez les mains sur le dossier pour le soutien.

14. Fléchissez les genoux et abaissez les hanches comme si vous alliez vous asseoir, en gardant le poids dans les talons.

15. Posture de l'Extension Arrière Debout : Tenez-vous debout, face à la chaise, les mains sur le dossier. Poussez doucement vos hanches vers l'avant et laissez le haut du corps s'incliner légèrement vers l'arrière, en ouvrant la poitrine et en regardant vers le haut.

16. Tenez-vous debout, face à la chaise, les mains sur le dossier.

17. Poussez doucement vos hanches vers l'avant et laissez le haut du corps s'incliner légèrement vers l'arrière, en ouvrant la poitrine et en regardant vers le haut.

Conseils pour la Pratique

18. Utilisation de la Chaise : Utilisez la chaise pour le soutien autant que nécessaire, en particulier si vous ressentez de l'instabilité.

19. Attention à l'Alignement : Soyez attentif à l'alignement de votre corps dans chaque posture pour maximiser les bienfaits et éviter les blessures.

20. Respiration : Maintenez une respiration fluide et régulière pour soutenir la posture et favoriser la relaxation.

21. Progression : Avec la pratique régulière, vous pourrez peut-être réduire votre dépendance à la chaise et augmenter votre équilibre et votre confiance.

Cette séance est essentielle pour renforcer l'équilibre et la confiance en soi, en permettant aux femmes de plus de 60 ans de pratiquer des postures debout de manière sûre et efficace

Jour 24 :

Aujourd'hui, c'est le 24e jour de notre programme de yoga sur chaise conçu pour les femmes de plus de 60 ans. Cette séance met l'accent sur la synchronisation des mouvements et la fluidité. L'objectif ? Améliorer l'équilibre, les capacités motrices et le bien-être général en coordonnant les actions de manière fluide.

Quel est le plan ?

Le cours comprend divers exercices favorisant la coordination des parties du corps et la transition en douceur entre les poses. Vous ferez l'expérience de routines mêlant les actions bras-jambes et de séquences fusionnant la respiration et les mouvements.

Exemples d'exercices pour la coordination et la fluidité

1. Marche ponctuelle en position assise avec actions des bras : En position assise, imitez un mouvement de marche en levant alternativement les genoux. Combinez ce mouvement avec des mouvements de bras, comme des mouvements de levage et d'abaissement opposés aux jambes, pour une meilleure coordination des membres.
2. Marche ponctuelle assise : Sur votre chaise, essayez de lever vos genoux l'un après l'autre, simulant ainsi la marche sur place.
3. Mouvements de bras : Améliorez votre coordination en ajoutant des mouvements de bras à votre routine. Essayez de lever et d'abaisser les bras en contraste avec les jambes.
4. Mouvements de yoga en flux : Combinez des poses de yoga populaires comme le chat-vache, la torsion assise et l'extension du dos, dans une séquence animée. Veillez à synchroniser chaque mouvement avec votre respiration pour un enchaînement fluide.
5. Pratiquez des poses de yoga familières comme le chat-vache, la torsion assise et les extensions du dos. Faites-le en douceur, en synchronisant chaque mouvement avec votre respiration.
6. Exercice des doigts : En position assise, essayez des mouvements qui nécessitent une synchronisation des mains, comme taper l'épaule opposée ou tapoter doucement les cuisses.
7. En position assise, travaillez l'habileté des mains. Essayez de toucher l'épaule opposée ou de taper doucement sur votre cuisse.
8. Tourner et s'étirer : Tournez le haut de votre corps dans un sens, en étirant votre autre bras. Puis faites l'inverse, comme si vous ramiez tranquillement.
9. Tournez le haut de votre corps et tendez l'autre bras. Changez de côté, comme si vous ramiez calmement sur un bateau.

10. Balancement des jambes : Tenez-vous près de votre chaise pour obtenir de l'aide. Balancez une jambe d'avant en arrière. Gardez l'équilibre et bougez l'autre bras.
11. Tenez-vous près de votre chaise pour vous faire aider. Balancez une jambe d'avant en arrière tout en gardant l'équilibre et en bougeant l'autre bras.

Conseils pour la pratique

1. Focus : Soyez attentif à chaque mouvement pour améliorer la coordination et la précision.
2. Respiration : mélangez les respirations à chaque action pour obtenir un flux continu et rythmique.
3. Contrôle du mouvement : Effectuez les mouvements calmement, consciemment. Pas de mouvements brusques. Cela renforce le contrôle du corps.
4. Mise à niveau progressive : Commencez par des mouvements de base. Au fur et à mesure que vous vous améliorez, essayez des mouvements plus difficiles.

Cette séance vous aide à améliorer votre coordination et la fluidité de vos mouvements. Cela pourrait avoir un effet positif sur les tâches quotidiennes et la qualité de vie.

Jour 25 :

Pour les femmes de plus de 60 ans, le jour 25 du yoga sur chaise modifie en douceur les postures pour stimuler la souplesse des mouvements. Il s'agit d'améliorer la souplesse et l'agilité des mouvements, tout en tenant compte des besoins et des capacités de chacun.

Quel est le processus ?

Cette séance mêle des changements légers à des positions de yoga traditionnelles. L'objectif est de permettre aux participants de tester en toute sécurité leurs progrès en matière de mobilité. Ces changements peuvent améliorer la souplesse, la puissance musculaire et l'amplitude des mouvements.

Modifications douces des positions : Quelques exemples

1. Modifier la posture du chat et de la vache : En position assise, ajoutez une légère rotation du torse pendant que le dos s'arrondit et se cambre. Cela permet à la colonne vertébrale de bouger dans toutes les directions.
2. En position assise, ajoutez une rotation minimale du torse pendant la cambrure du dos pour favoriser le mouvement total de la colonne vertébrale.

3. Modification de la torsion en position assise : pendant les torsions, levez l'autre bras au-dessus de la tête pour un étirement latéral supplémentaire, ce qui améliore la mobilité des côtes et des côtés.

4. En torsion douce, levez la main opposée au-dessus pour une expansion latérale supplémentaire, ce qui augmente le mouvement des côtes et des côtés.

5. Modification de la position en position assise : quelques exemples

6. Position modifiée d'extension du dos : Ajoutez un léger balancement de gauche à droite pour améliorer la flexibilité latérale de votre dos en même temps que son extension.

7. Ajoutez un léger balancement d'un côté à l'autre tout en étendant votre dos pour améliorer sa flexibilité latérale.

8. Ajout de torsion en flexion avant en position assise : Une fois que vous avez atteint l'étirement maximal vers l'avant, faites pivoter légèrement le haut de votre corps. Déplacez une main vers le genou opposé pour effectuer une légère torsion.

9. En position assise, une fois que vous êtes complètement étiré vers l'avant, effectuez une légère rotation du haut de votre corps. Déplacez une main vers le genou opposé pour effectuer une légère torsion.

10. Nouvelle pose du guerrier II : Placez-vous à côté d'une chaise et faites une nouvelle pose du Guerrier II. En restant debout près de la chaise, exécutez la pose du guerrier II modifiée en faisant un léger mouvement de balancier avec le genou avant pour améliorer l'équilibre et la puissance musculaire des jambes.

Conseils utiles

11. Soyez à l'écoute de votre corps: Tenez compte des signaux de votre corps et n'allez pas au-delà de votre zone de confort. Assurez-vous que les variations sont exécutées sans douleur.

12. Respirez bien: Assurez-vous que votre respiration reste fluide et régulière tout au long de chaque mouvement pour favoriser la relaxation.

13. La respiration est un élément essentiel de votre corps.

14. Progression pas à pas: Commencez par des changements de base et ajoutez progressivement de la complexité à mesure que votre souplesse s'améliore.

15. Chaise de soutien: Gardez une chaise à proximité pour plus de stabilité, en particulier lorsque vous essayez de nouveaux étirements qui pourraient mettre votre équilibre à l'épreuve.

Cette session vise à promouvoir l'exploration de la souplesse dans un environnement sécurisé. Elle permet aux femmes de plus de 60 ans de trouver de nouvelles façons de bouger et d'assouplir leur corps.

Le 26e jour de la routine de yoga sur chaise pour les femmes âgées de 60 ans et plus, la respiration carrée est à l'honneur. Connue en sanskrit sous le nom de Sama Vritti, cette activité respiratoire améliore la concentration, la puissance cérébrale et la stabilité émotionnelle.

Comprendre la respiration carrée (Sama Vritti)

La respiration carrée, également connue sous le nom de Sama Vritti, implique un contrôle spécifique de la respiration. Vous inspirez pendant une certaine durée, par exemple 4 secondes, vous restez en place pendant la même durée, puis vous expirez et vous vous arrêtez à nouveau pendant 4 secondes. Il s'agit d'un cycle que vous répétez ensuite. Ce faisant, vous régulez votre système nerveux, atténuez le stress et stimulez votre concentration.

Étapes à suivre

1. Trouve une position confortable. Gardez le dos droit et les yeux fermés pour limiter les distractions.
2. Placez une main sur votre ventre pour surveiller votre respiration.
3. Inspirez par le nez, en gonflant votre ventre pendant 4 secondes.
4. Tenez-le pendant 4 autres secondes.
5. Expirez par le nez pendant 4 secondes, en rentrant votre ventre.
6. Pause de 4 secondes avant de recommencer.

Les effets positifs de Sama Vritti

1. Augmentation de l'attention et de la mémoire.
2. Baisse des niveaux de stress et d'inquiétude.
3. Stabilité de la tension artérielle.
4. Amélioration de la respiration et de la fonction pulmonaire5.
5. Sensation de calme et de bien-être3.

Avec une pratique régulière, la respiration en carré peut devenir un puissant outil pour gérer le stress et améliorer sa concentration, en particulier chez les femmes de plus de 60 ans. C'est une technique simple mais très efficace pour retrouver un équilibre physiologique et émotionnel.

Le programme de yoga sur chaise pour les femmes de plus de 60 ans atteint un tournant au jour 27. Cette séance résume tout ce qui a été appris au cours des 26 jours précédents. Elle est conçue pour créer l'harmonie et l'équilibre en utilisant tous les éléments familiers.

Déroulement de la séance

Démarrez avec le corps échauffé, en faisant tourner les articulations et en fléchissant doucement les muscles. Travaillez ensuite sur une liste de postures de yoga sur chaise déjà pratiquées, telles que :

1. S'asseoir droit comme une montagne (Tadasana)
2. La douce torsion assise
3. L'étirement rythmé du chat et de la vache
4. L'étirement du chat et de la vache
5. L'étirement du chat et de la vache.L'étirement rythmé du chat et de la vache
6. La posture affirmée du guerrier II (Virabhadrasana II)
7. La posture étirée du triangle (Trikonasana)
8. La posture du pincement pour étirer le dos (Paschimottanasana)

Les pratiques respiratoires comme la respiration profonde du ventre et la respiration alternée des narines sont entremêlées avec les postures ou gardées pour la fin de la séance. Une méditation relaxante conclut la pratique, vous aidant à apprécier la contribution de la séance à votre bien-être général.

Comment tirer le meilleur parti de votre expérience

9. Chaque posture et chaque respiration sont votre voyage. Ne vous pressez pas, profitez-en.
10. Écoutez les chuchotements et les cris de votre corps. Adaptez l'intensité à votre confort quotidien.
11. Concentrez-vous sur la qualité de votre alignement et de votre respiration dans les postures plutôt que sur la quantité.
12. Laissez cette séance être une célébration de votre parcours, une synthèse des progrès accomplis depuis le début du programme.

Cette pratique globale qui réunit toutes les composantes explorées précédemment est l'occasion de prendre conscience de l'étendue des bienfaits que le yoga sur chaise peut apporter aux femmes seniors en termes de souplesse, de force musculaire, d'équilibre et de tranquillité intérieure.

Le jour 28 conclut notre voyage de 4 semaines en yoga sur chaise. Cette dernière séance célèbre les progrès que vous avez réalisés. Elle associe relaxation profonde et gratitude. Vous apprenez à reconnaître les effets positifs du yoga quotidien sur votre corps et votre esprit.

Ce qui se passe pendant la séance

Nous commençons par nous installer confortablement sur la chaise. Prenez le temps de réfléchir aux améliorations que vous avez apportées au cours des quatre dernières semaines. La respiration et la relaxation suivent. Nous nous concentrons sur chaque partie du corps et éliminons toutes les tensions. Ensuite, nous visualisons l'amélioration de la souplesse, de la stabilité et de la concentration. Vous vous sentez bien à l'idée de terminer le programme ? C'est certain. Terminez le programme en remerciant votre corps et votre esprit. Vous êtes reconnaissant d'avoir pu intégrer le yoga dans votre vie ? Bien sûr, vous l'êtes.

Comment tirer le meilleur parti de la session

1. Observez les changements qui se sont produits au cours des 28 derniers jours. Chaque progrès est important.
2. Inspirez-vous du sentiment d'accomplissement, prenez le temps de célébrer votre dévouement.
3. Montrez de la gratitude sous toutes ses formes pendant cette méditation.

Lors de cette dernière séance, vous reconnaissez les progrès que vous avez accomplis et les récompenses obtenues tout au long du programme. Cela vous permet de sortir, assuré de maintenir la routine quotidienne du yoga sur chaise, en nourrissant ses avantages.

Chapitre 4 : Programme pour expertes

Introduction au programme expert

Vous avez réussi à faire du yoga sur chaise de niveau débutant et intermédiaire ? Il est maintenant temps de passer à l'étape suivante : le yoga sur chaise avancé, spécialement conçu pour les femmes de plus de 60 ans ! Sur une période de 4 semaines, nous plongerons encore plus profondément dans tous les bienfaits du yoga sur chaise.

En seulement 4 semaines, vous serez en mesure de :

1. Mettre au point des poses de yoga sur chaise difficiles
2. Augmenter votre force, votre équilibre et votre souplesse
3. Maîtriser des méthodes de respiration expertes
4. Inclure la méditation dans votre rythme quotidien
5. Se sentir confiante en faisant du yoga toute seule

Que contient le programme ?

6. Des séances rapides de 30 à 45 minutes chaque jour
7. Des postures exigeantes que vous pouvez faire debout, en utilisant moins la chaise
8. Des techniques spécifiques pour respirer profondément (pranayama)
9. Des guides pour vous aider à vous détendre et à méditer
10. Des techniques de démarrage pour faire démarrer votre pratique personnelle

À quels résultats vous attendre ?

11. Améliorer vos étirements et vos mouvements articulaires
12. Renforcer les muscles et améliorer l'équilibre
13. Réduire le stress et les tensions de la vie
14. Améliorer la concentration et se sentir plus calme
15. Faire confiance à votre capacité à continuer le yoga en solo

Vous êtes prêt à devenir un yogi chevronné ? Ce programme intense changera votre façon de voir le yoga sur chaise. Allons-y !

Échauffement et respiration approfondie

Échauffement

1. Mouvements articulaires : tourner lentement votre cou, vos épaules, vos poignets et vos chevilles. Cela vous aide à vous détendre et à éviter les blessures.
2. Étirements actifs : bougez votre torse, vos bras et vos jambes. Cela permet de réchauffer les muscles.
3. Réveil musculaire : maintenir les groupes musculaires serrés pour les préparer à travailler.

4. Respirations ventrales : Pratiquez la respiration profonde pour utiliser pleinement vos poumons.
5. Respirations en 3 étapes : Cette méthode de respiration difficile permet d'obtenir un maximum d'oxygène.
6. Respirations alternées : pratique continue de Nadi Shodhana, inspirer et expirer une narine à la fois, pour équilibrer l'énergie et la concentration.

Démarrer dès le départ avec l'échauffement et la respiration vous aidera à faire de ce programme un véritable succès. Ils préparent votre corps et votre cerveau à des poses plus difficiles, tout en gardant à l'esprit la relaxation et la concentration à chaque séance.

Séances types pour 28 jours pour les expertes

Un programme de yoga sur chaise de 28 jours pour les femmes de plus de 60 ans vise à améliorer les bases, en approfondissant les poses, les méthodes de respiration et les longues méditations pour la santé générale. Voici un aperçu de ce programme :

Première semaine : Exercice d'équilibre et de renforcement

Jour 1 :

La première journée de notre programme de yoga sur chaise pour les femmes de plus de 60 ans est consacrée à l'essentiel ! Nous mettons l'accent sur tout, des positions simples à l'alignement précis du corps. Ce départ solide vous permet de profiter davantage de chaque pose tout en réduisant les risques!

Qu'y a-t-il au programme ?

1. Comprendre et maîtriser les poses de base.
2. Mettre le corps dans la bonne position pour chaque pose.
3. Faire en sorte que chaque mouvement soit exact et précis.
4. Apprendre à faire correspondre votre respiration à vos mouvements.

Commencez par des mouvements faciles pour les articulations (cou, épaules, poignets, chevilles) et un petit étirement pour vous préparer.

Respiration profonde: Ensuite, nous nous entraînerons à respirer profondément pour calmer l'esprit et préparer votre corps. Commencez par des respirations abdominales ou des respirations complètes qui feront des merveilles.

Visualisez les positions de base : Pose de la montagne assise (ou Tadasana sur chaise) - Nous travaillerons sur l'ancrage de nos pieds, l'alignement de notre dos et le placement de nos épaules.

Torsion assise - Pratiquez la rotation de la taille tout en gardant les hanches vers l'avant. Pose du chat et de la vache sur chaise - Concentrez-vous sur le mouvement et la respiration à l'unisson tout en arquant et en arrondissant le dos.

Extension du dos sur chaise - Redresser le dos d'une manière contrôlée est essentiel. Il faut veiller à ne pas comprimer la colonne vertébrale. Tadasana sur une chaise : Gardez les pieds sur terre, la colonne vertébrale droite et les épaules placées à droite.

Torsion assise : pivotez à partir de la taille, tandis que les hanches restent stables, face à l'avant.

Cat-Cow sur une chaise : Arquez et fléchissez votre dos, bougez en synchronisation avec votre respiration.

Extension arrière de la chaise : Étendez votre dos graduellement et avec contrôle. N'écrasez pas votre colonne vertébrale.

Alignement et précision : Examinez le positionnement de votre corps pour chaque pose. Effectuez des ajustements précis si nécessaire. Vous pouvez utiliser des outils comme des coussins ou des blocs pour vous aider si nécessaire.

Respiration coordonnée : Faites correspondre vos respirations avec vos mouvements pour chaque pose, en soulignant le rôle central de la respiration dans le yoga.

Détente finale : Terminez par une relaxation profonde, en vous concentrant sur la tranquillité du corps et la paix de l'esprit.

1. Soyez à l'écoute de votre corps, modifiez les poses au besoin.
2. Il ne s'agit pas de quantité, mais de qualité. Concentrez-vous sur l'amélioration d'une poignée de poses essentielles.
3. Voyez cette session comme une chance de raffiner votre routine de yoga et de mieux comprendre les bases.

Avec un coup de pouce vers l'alignement et la précision, nous revisitons les poses essentielles. Cela renforce vos routines de yoga sur chaise et vous prépare à essayer en toute confiance des poses plus complexes plus tard, en toute sécurité.

Jour 2 :

Le deuxième jour de notre cours avancé de yoga sur chaise pour les femmes de plus de 60 ans est consacré aux poses debout avec le soutien de la chaise pour l'équilibre. Ce cours travaille votre stabilité, votre coordination et votre concentration. En même temps, il renforce les muscles et les articulations qui vous aident à vous tenir debout.

Quel est le plan ?

Dans cette session, nous faisons des poses de yoga debout en utilisant la chaise pour la sécurité et l'équilibre. Nous avons choisi ces postures parce qu'elles peuvent vous aider à renforcer vos muscles de stabilité et votre concentration.

Postes d'équilibre à essayer debout

1. Tree Pose (Vrksasana) à l'aide d'une chaise : Tenez-vous debout près de la chaise et utilisez une main pour la soutenir. Ensuite, déplacez votre équilibre sur un pied. L'autre pied est placé à l'intérieur de l'autre jambe, sur la cuisse ou le mollet (jamais sur le genou). Pour garder l'équilibre, fixez votre regard sur un point devant vous. Restez ici pendant 5 à 10 respirations profondes, puis changez de jambe.
2. Tenez-vous debout à côté de la chaise, la main sur la chaise pour l'équilibre.
3. Partez en équilibre sur un pied, l'autre pied va sur l'intérieur de la cuisse ou du mollet (jamais le genou) de votre jambe d'appui.
4. Pour rester en équilibre, fixez votre regard sur un point en face de vous. Maintenez la position pendant 5 à 10 respirations, puis changez de jambe.

5. Démarrez dans la posture du guerrier, penchez-vous, soutenez-vous avec une main sur la chaise.
6. Soulevez votre jambe arrière, gardez-la parallèle au sol. Gardez le corps ouvert, les hanches alignées.
7. En gardant l'équilibre, tendez le bras restant vers le ciel. Regardez vers l'avant ou vers le haut.
8. Par la suite, essayez l'équilibre sur une jambe (Utthita Hasta Padangusthasana) avec le soutien d'une chaise. Placez-vous à côté de la chaise et saisissez le dossier d'une main. Amenez lentement un genou vers votre poitrine. Si c'est facile, tenez la pointe du pied et tendez la jambe vers l'avant. Rien ne change, gardez le dos droit et la vue stable. Après quelques respirations, changez de jambe.
9. Placez-vous près de la chaise, stabilisez votre main sur le dossier.
10. Élevez un genou vers votre poitrine lentement. Puis, si vous vous sentez bien, tenez votre orteil et redressez votre jambe devant vous.
11. Maintenez votre dos et votre regard stables, respirez, puis changez de jambe.

Quelques conseils pour la pratique

12. Appui la chaise : La chaise est là pour vous ! Appuyez-vous sur elle pour maintenir votre stabilité chaque fois que vous en avez besoin.
13. Position du corps : Surveillez la posture de votre corps. Essayez de l'aligner correctement dans chaque pose. Cela permet de prévenir les blessures et de maximiser les bienfaits.
14. Respiration : Essayez de respirer de façon fluide et régulière. Cela vous aide dans vos postures et vous apporte le calme.
15. Croissance : Continuez à vous entraîner ! Cette routine est essentielle pour améliorer l'équilibre et la confiance en soi, et elle est particulièrement bénéfique pour les femmes de plus de 60 ans qui souhaitent pratiquer les postures debout de manière sûre et efficace. Cette routine est essentielle pour améliorer l'équilibre et la confiance en soi.

Jour 3 :

Aujourd'hui, c'est le troisième jour du programme Expert Chair Yoga, conçu spécialement pour les femmes de plus de 60 ans. Nous nous concentrerons sur les exercices pour les jambes et les hanches ! Ces exercices aident à renforcer ces zones et à les assouplir.

Cela peut améliorer votre posture, votre équilibre et réduire les risques de blessure.

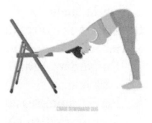

1. Fente basse avec une chaise : Commencez derrière une chaise en posant une main sur le dossier pour garder l'équilibre. Reculez d'un pied. Assurez-vous que votre pied avant se trouve sous votre genou et que votre pied arrière est tendu, le talon décollant du sol. Maintenant, abaissez doucement le genou arrière, en le dirigeant vers le sol dans une fente profonde. Restez droit ! Maintenez la position pendant une minute de chaque côté1.

2. À nouveau, placez-vous derrière la chaise, la main sur le dossier pour vous soutenir.

3. Faites un grand pas en arrière avec un pied, le pied avant doit être sous le genou, le pied arrière tendu, le talon décollé du sol.

4. Baissez doucement le genou à l'arrière vers le sol, en gardant le corps droit pour une fente profonde. Maintenez la position pendant une minute entière de chaque côté.

5. Position Garland modifiée : Tenez-vous debout, les pieds légèrement écartés, plus larges que les hanches. Utilisez la chaise pour vous stabiliser et placez vos mains sur le dossier. Ensuite, pliez les genoux et descendez les hanches aussi loin que possible. Essayez de garder les talons en contact avec le sol. Cela permet d'étirer vos hanches.

6. Debout, écartez légèrement les pieds, plus larges que les hanches.

7. Utilisez la chaise pour le soutien en plaçant les mains sur le dossier.

8. Fléchissez les genoux et abaissez les hanches vers le sol autant que possible, en gardant les talons au sol si vous le pouvez. Cette posture étire les hanches intérieures et extérieures1.

9. Posture de l'Angle Latéral Étiré (Utthita Parsvakonasana) avec Chaise : Debout à côté de la chaise, placez le pied le plus proche de la chaise légèrement en avant et tournez l'autre pied à 45 degrés. Inclinez le torse sur le côté, en plaçant une main sur le dossier de la chaise. Étendez l'autre bras au-dessus de la tête, en créant une ligne droite depuis les pieds jusqu'aux doigts. Maintenez la position pendant 1 minute de chaque côté2.

10. Debout à côté de la chaise, placez le pied le plus proche de la chaise légèrement en avant et tournez l'autre pied à 45 degrés.

11. Inclinez le torse sur le côté, en plaçant une main sur le dossier de la chaise.

12. Étendez l'autre bras au-dessus de la tête, en créant une ligne droite depuis les pieds jusqu'aux doigts. Maintenez la position pendant 1 minute de chaque côté2.

13. Équilibre sur une Jambe (Utthita Hasta Padangusthasana) avec Chaise : Debout à côté de la chaise, placez une main sur le dossier pour le soutien. Soulevez une jambe, en pliant le genou à la hauteur de la hanche ou en saisissant le gros

orteil si possible. Étendez la jambe vers l'avant ou sur le côté, en maintenant l'équilibre. Changez de jambe après quelques respirations

14. Placez-vous à côté de la chaise et tenez-vous au dossier pour garder l'équilibre.
15. Soulevez une jambe, visez le niveau de la hanche ou tenez-vous à un gros orteil si vous le pouvez.
16. Étendez votre jambe en ligne droite ou sur le côté sans vaciller. Changez de jambe après quelques respirations.

Le quatrième jour du programme de yoga sur chaise pour les femmes de plus de 60 ans se concentre sur le travail de la respiration pour améliorer la santé des poumons. Cette pratique est essentielle pour renforcer la souplesse des tissus pulmonaires, améliorer la distribution de l'oxygène dans le corps et soutenir les processus de guérison et de récupération.

Comment renforcer la santé pulmonaire par la respiration

1. Respiration diaphragmatique ou stomacale : Installez-vous, en veillant à ce que votre dos soit droit et vos épaules à l'aise. Posez une main sur votre ventre pour percevoir le mouvement. Inspirez lentement par le nez, en laissant le ventre se gonfler. Expirez doucement par la bouche ou le nez, en sentant votre ventre se réduire. Effectuez cet exercice pendant 5 à 10 minutes.
2. Mettez-vous à l'aise, en veillant à avoir le dos droit et les épaules détendues.
3. Mettez une main sur l'estomac pour surveiller le mouvement.
4. Inspirez lentement par le nez, en laissant l'estomac se gonfler.
5. Relâchez le souffle lentement par les narines ou la bouche, en sentant votre estomac se réduire.
6. Investissez-vous dans cet exercice de respiration pendant 5 à 10 minutes.13Technique de respiration 4-7-8 : Commencez par inspirer par le nez en comptant 4 secondes. Retenez votre souffle pendant 7 secondes. Relâchez complètement la respiration par la bouche pendant 8 secondes. Cette technique favorise la relaxation et la concentration mentale. Répétez ce cycle pendant plusieurs minutes.
7. Commencez par inspirer par le nez en comptant jusqu'à 4.
8. Retenez votre souffle pendant 7 secondes.
9. Expirez complètement par la bouche pendant 8 secondes.
10. Cette technique aide à la détente et à la concentration mentale. Répétez ce cycle pendant plusieurs minutes.
11. Respiration Costale (ou Thoracique) :Concentrez-vous sur l'expansion de la cage thoracique pendant l'inspiration.Utilisez les muscles intercostaux pour ouvrir les

côtes en 3 sens (vers l'avant, sur les côtés et vers l'arrière).Cette respiration favorise la mobilité costale et peut être pratiquée pendant l'effort musculaire ou l'entraînement physique.

12. Concentrez-vous sur l'expansion de la cage thoracique pendant l'inspiration.

13. Utilisez les muscles intercostaux pour ouvrir les côtes en 3 sens (vers l'avant, sur les côtés et vers l'arrière).

14. Cette respiration favorise la mobilité costale et peut être pratiquée pendant l'effort musculaire ou l'entraînement physique.

15. Respiration Alternée des Narines (Nadi Shodhana) :Asseyez-vous confortablement avec le dos droit.Utilisez le pouce et l'annulaire de la main droite pour fermer alternativement les narines.Inspirez par une narine, fermez-la, puis expirez par l'autre narine.Cette technique équilibre les systèmes nerveux sympathique et parasympathique, contribuant à un état de calme.

16. Asseyez-vous confortablement avec le dos droit.

17. Utilisez le pouce et l'annulaire de la main droite pour fermer alternativement les narines.

18. Inspirez par une narine, fermez-la, puis expirez par l'autre narine.

19. Avec cette méthode, les systèmes nerveux sympathique et parasympathique s'équilibrent. Le calme que vous ressentez en est le résultat.

Conseils pour la pratique

20. Routine: Pour en tirer tous les avantages, pratiquez ces méthodes de respiration tous les jours.

21. Paix: Votre environnement doit être calme et confortable lorsque vous pratiquez.

22. Croissance: Commencez par de brèves séances. Avec le temps, prolongez-les.

23. Alerte: Faites confiance à vos sens. Si vous ressentez une gêne, adaptez votre pratique.

Des méthodes de respiration comme celles-ci peuvent vraiment améliorer la santé des poumons et le bien-être général. En outre, elles sont excellentes pour soulager le stress, équilibrer le système immunitaire et prévenir les maladies en réduisant le stress oxydatif.

Jour 5 :

Le cinquième jour est consacré aux exercices de respiration dans notre programme expert de yoga sur chaise pour les femmes de plus de 60 ans. L'objectif du jour ? Étirer la région de la poitrine. Cela permet d'augmenter la capacité pulmonaire et de rendre vos respirations plus profondes et plus utiles.

Ce que nous visons :

1. Une meilleure capacité pulmonaire et plus d'oxygène dans le corps.
2. Moins de tension au niveau des épaules et du haut du dos.
3. Se tenir bien droit avec une posture ouverte.
4. Respiration concentrée et profonde.

SEATED EAGLE

Voici le programme:

5. Anjali Mudra ou Mains vers le cœur avec respiration profonde : Il vous suffit de vous asseoir sur la chaise, de garder le dos droit et de rassembler vos mains devant votre poitrine dans la position Anjali Mudra. Ensuite, inspirez profondément en gonflant la poitrine et expirez lentement. Faites cela plusieurs fois pour concentrer votre esprit et préparer votre corps.
6. Asseyez-vous simplement sur la chaise, le dos droit.
7. Approchez vos mains devant votre poitrine dans le geste Anjali Mudra.
8. Inspirez profondément, en gonflant votre poitrine, puis expirez lentement. Faites cela pendant un petit moment. Cela aide à concentrer votre esprit et à préparer votre corps.
9. Chair Cow Pose ou une variante de Bitilasana : Placez vos mains sur vos genoux. Lorsque vous inspirez, poussez votre poitrine vers l'avant, en cambrant légèrement le dos et en regardant vers le haut. Cette posture permet d'étirer la poitrine et le cou, ce qui facilite la respiration.
10. Tenez vos mains sur vos genoux.
11. Inspirez et poussez votre poitrine vers l'avant, courbez légèrement le dos et regardez vers le haut.
12. Cette position étire votre poitrine et votre cou, encourageant une bonne respiration.
13. Position du cactus sur chaise: Tendez vos bras de chaque côté, les coudes au niveau des épaules, les avant-bras tendus, les paumes vers l'avant. Inspirez, ouvrez les coudes vers l'arrière pour étirer votre poitrine. Expirez et ramenez vos avant-bras devant vous. Répétez l'exercice plusieurs fois.
14. Étirez les bras de chaque côté, coudes au niveau des épaules, avant-bras tendus, paumes vers l'avant.
15. Inspirez et enroulez les coudes vers l'arrière pour étirer la poitrine. Expirez et ramenez vos avant-bras devant vous. Répétez cette opération plusieurs fois.
16. Chair Bow Pose (variante de Dhanurasana) : Placez-vous derrière la chaise et posez vos mains sur le plateau. Penchez-vous un peu vers l'avant à partir des hanches, en gardant les jambes légèrement pliées. En inspirant, ouvrez la poitrine,

tirez les épaules vers l'arrière et regardez vers le haut. Restez dans cette position pendant quelques respirations.

17. Position debout derrière la chaise, les mains reposant sur le dessus.
18. Penché un peu vers l'avant à partir des hanches, gardez les jambes légèrement pliées.
19. Inspirez, ouvrez votre poitrine et tirez les épaules vers l'arrière, regardez vers le haut. Maintenez cette position pendant un certain temps.
20. L'aigle des bras sur la chaise (Garudasana) : Commencez par vous asseoir bien droit, puis tendez les bras vers l'avant et croisez-les. Ensuite, pliez vos coudes pour que vos avant-bras se dressent et que vos paumes se rencontrent. Cette pose fait des merveilles pour les muscles des omoplates et libère le haut du dos.
21. Commencez en gardant le dos droit. Ensuite, étendez vos bras devant vous, entrelacez-les, puis pliez vos coudes pour que vos avant-bras se lèvent et que vos paumes se rencontrent.
22. Cette pose permet d'étirer les muscles des omoplates et de libérer la raideur dans le haut du dos.
23. Cette pose permet d'étirer les muscles des omoplates et de libérer la raideur dans le haut du dos.

Jour 6 :

Lors de cette 6e journée de yoga sur chaise pour femmes âgées, vous profiterez d'une séance animée fusionnant le mouvement et le travail de la respiration. L'objectif sera de créer une harmonie entre nos actions et nos respirations. Cela augmente la fluidité, l'acuité et l'efficacité tout en renforçant les poumons et la conscience de soi.

Objectifs pour aujourd'hui

1. Synchroniser la respiration avec le mouvement pour une meilleure coordination.
2. Stimuler la force pulmonaire avec des pratiques de respiration profonde.
3. Améliorer la conscience de soi pour la présence mentale et physique.
4. Revitaliser le corps et l'esprit avec une pratique cohérente.

Ordre du jour

1. L'Échauffement : Commencez par de légères rotations articulaires (cou, épaules, poignets, chevilles) et des étirements doux pour préparer le corps.
2. La respiration profonde : Commencez par des exercices de respiration profonde (appelés pranayama) pour concentrer l'esprit et préparer le corps. La respiration ventrale et la respiration complète sont d'excellents points de départ.

3. Mouvements actifs : Montagne assise : Commencez en position assise, inspirez et levez les bras au-dessus de la tête, expirez et abaissez-les.

4. Torsion en position assise : inspirez et tendez les bras, expirez et tournez le corps d'un côté à l'autre. Virage assis : Inspirez et tendez les bras, expirez et tournez le corps d'un côté puis changez de côté : Inspirez et arquez le dos, expirez et arrondissez-le.

5. Flexion latérale : Inspirez et levez un bras, puis faites une légère flexion latérale en expirant. Changez de côté.

6. Posture de la montagne sur chaise (Tadasana) : Commencez assis. Inspirez et levez les bras au-dessus de la tête. Sur l'expiration, redescendez-les.

7. Torsion assise : levez les bras en inspirant. Expirez et tournez votre torse d'un côté. Changez de côté et répétez.

8. Chair Cat-Cow Pose : Arquez et courbez votre dos au rythme de votre respiration.

9. Inclinaison latérale : Levez un bras en inspirant et penchez-vous sur le côté en expirant. Faites de même de l'autre côté.

10. Respiration centrée : essayez la respiration carrée (Sama Vritti) ou la respiration par les narines alternées (Nadi Shodhana) pour reposer votre esprit et ressentir tous les bienfaits de la séance.

11. Déstress final : Terminez par une relaxation profonde, en laissant votre corps se détendre et votre esprit se calmer.

Conseils utiles

1. Flow : Passez d'une pose à l'autre au rythme de votre respiration. Visez la fluidité, pas la vitesse.

2. Focalisation : Concentrez-vous sur votre respiration. Cela vous aide à vous sentir plus présent et à relier votre esprit à votre corps.

3. Soyez flexible : Faites en sorte que chaque pose et chaque mouvement vous conviennent en les modifiant si nécessaire. Cette séance de yoga amusante est une excellente façon de mélanger le mouvement et la respiration, créant ainsi une routine de yoga sur chaise plus complète pour les séniors.

Jour 7 :

Le septième jour de notre programme de yoga sur chaise conçu pour les femmes de plus de 60 ans, nous nous concentrons sur un mélange apaisant de repos profond et d'activités de pleine conscience. Cette routine paisible aide le corps à récupérer des efforts des derniers jours. Elle aide également à réinitialiser le système nerveux.

Relaxation profonde:

1. Trouvez un endroit confortable. Il peut s'agir d'une chaise ou même d'une position allongée. Ajoutez des coussins pour plus de soutien si vous en avez besoin.
2. Fermez les yeux. Remarquez votre respiration, mais ne la modifiez pas. Commencez par les orteils de votre pied droit. Détectez toute raideur ou tension musculaire. En expirant, laissez consciemment ces muscles se détendre.
3. Répétez ces étapes, en partant du pied droit, de la cheville et du mollet, jusqu'à la hanche.
4. Faites de même pour votre jambe gauche, du pied à la hanche.
5. Ce même processus se poursuit pour chaque partie du corps : bassin, dos, estomac, poitrine, mains, bras, épaules, cou, et visage. Chaque fois que vous expirez, relâchez les tensions.

Méditation guidée :

1. Soyez assis ou allongé dans un endroit calme.
2. Les yeux fermés, concentrez-vous sur votre respiration, en sentant l'air entrer et sortir.
3. Suivez attentivement les indications du guide. Il peut s'agir d'une voix en direct ou d'un enregistrement.
4. Le guide peut suggérer de visualiser un endroit paisible, de répéter un mantra ou de procéder à un balayage corporel pour relâcher les tensions.
5. Quoi qu'il arrive, restez concentré. Tenez-vous en au guide. Si votre esprit s'égare, ramenez-le calmement.
6. Concluez votre séance de méditation en reprenant lentement conscience de votre environnement.

Deuxième semaine : Focus sur la mobilité et la flexibilité

Jour 8 :

Le 8e jour, notre série de yoga sur chaise pour les femmes de plus de 60 ans se concentre sur la mobilité des épaules et du cou. C'est la clé pour réduire l'inconfort dans ces régions, souvent dû à une mauvaise posture ou à un mouvement insuffisant. La séance se déroule comme suit :

Début

1. Mouvement des épaules : Assis sur la chaise, les pieds au sol, tournez lentement les épaules, d'abord vers le haut, puis vers le bas pour préparer les muscles à l'étirement.

2. Étirement latéral du cou : Assis, inclinez délicatement la tête d'un côté, l'oreille s'approchant de l'épaule sans qu'elle se soulève. Maintenez la position brièvement avant de changer de côté. Cela permet d'assouplir les côtés du cou.

Comment se dérouleront les exercices ?

1. Cou Pawanmuktasana:Asseyez-vous bien droit, sans vous appuyer sur le dossier. Commencez à bouger le cou en synchronisation avec la respiration - la tête vers le bas à l'expiration, vers le haut à l'inspiration. Ensuite, tournez la tête de gauche à droite, en gardant le rythme de votre respiration.
2. Asseyez-vous bien droit, sans vous appuyer sur le dossier.
3. Exécutez le relâchement du cou en synchronisation avec la respiration : abaissez la tête vers l'avant en expirant et soulevez-la en inspirant. Tournez également la tête d'un côté à l'autre, en vous alignant sur votre respiration.
4. Position des mains liées derrière la tête : Liez les mains et placez-les derrière la tête. Lorsque vous inspirez, basculez les coudes sur le côté et poussez doucement la tête vers l'arrière. Cela permet d'ouvrir la poitrine. Lorsque vous expirez, ramenez doucement les coudes vers l'avant, ce qui provoque une légère courbure dans le haut du dos. Faites ces étapes plusieurs fois.
5. Liez vos mains et placez-les derrière votre tête. Lorsque vous inspirez, écartez les coudes sur les côtés et poussez doucement votre tête vers l'arrière, en ouvrant la poitrine.
6. Lorsque vous expirez, tirez doucement les coudes vers l'avant, en ajoutant une légère courbure au haut du dos. Faites cela plusieurs fois.
7. Setu Bandha Sarvangasana Vinyasa (demi-pont en mouvement) : Placez-vous derrière une chaise et placez vos mains sur le bord supérieur de la chaise. Inspirez, penchez-vous légèrement en arrière, en ouvrant la poitrine, et dirigez votre regard vers le plafond. En expirant, revenez à la position de départ. Ce mouvement renforce les muscles du dos tout en étirant la poitrine et le cou.
8. Tenez-vous derrière la chaise, les mains sur le dessus. Lorsque vous inspirez, penchez-vous un peu en arrière, ouvrez votre poitrine et regardez vers le haut.
9. Lorsque vous expirez, revenez à votre position de départ. Cette action renforce les muscles du dos tout en étirant la poitrine et le cou.

Temps de calme et concentration de la pensée

Clôturez par un bref temps de calme et de réflexion pour vous aider à absorber les bienfaits de l'étirement. Asseyez-vous confortablement, fermez les yeux et concentrez-vous sur votre respiration. Imaginez que la tension s'écoule de vos épaules et de votre cou à chaque expiration.

Jour 9 :

Échauffement :

Commencez par de légères rotations des articulations (comme le cou, les épaules, les poignets, les chevilles). Elles préparent le corps. Ensuite, faites quelques étirements des bras et des jambes. Cela stimule votre circulation sanguine.

Par la suite, faites des étirements doux des bras et des jambes pour améliorer la circulation sanguine.

Respiration profonde : Consacrez quelques instants à une respiration progressive et complète. Cela concentre votre esprit et prépare votre corps à l'action.

Consacrez quelques minutes à la respiration profonde pour ancrer votre esprit et réveiller votre corps.

Maintenant, Paschimottanasana modifié par la chaise : Asseyez-vous sur le bord de la chaise, étirez vos jambes devant vous, les pieds légèrement écartés. Inspirez en allongeant le dos. En expirant, penchez-vous vers l'avant à partir des hanches, en gardant le dos droit. Placez vos mains sur vos jambes, là où c'est confortable - cuisses, genoux, mollets ou chevilles. Maintenez la pose pendant quelques respirations profondes. Essayez d'allonger le haut de votre corps à chaque inspiration. Approfondissez l'étirement à chaque expiration.

Placez-vous au bord de la chaise, les jambes tendues, les pieds un peu écartés.

Allongez votre colonne vertébrale en inspirant. En expirant, penchez-vous doucement vers l'avant à partir des hanches, en gardant le dos droit.

Placez vos mains sur vos jambes, là où vous êtes à l'aise. Vous pouvez placer vos mains sur vos cuisses, vos genoux, vos mollets ou vos chevilles. Restez dans cette position, en respirant profondément pendant un certain temps. Chaque inspiration allonge l'étirement de votre corps. Chaque fois que vous expirez, vous approfondissez l'étirement.

Vous voulez vous étirer davantage ? Utilisez une sangle de yoga sous vos pieds. Saisissez les deux extrémités de la sangle dans vos mains, cela vous aidera à garder votre dos droit lorsque vous vous pencherez vers l'avant. Ou pliez légèrement les genoux si vos ischio-jambiers sont trop tendus. Cela soulage le bas du dos.

L'utilisation d'une sangle de yoga peut vous aider à vous étirer davantage. Placez-la sous vos pieds et tenez chaque extrémité dans vos mains. Elle vous aide à garder le dos droit lorsque vous vous penchez.

Pour les ischio-jambiers raides : Pliez légèrement les genoux. Cela soulagera le stress dans le bas du dos.

Finissez par une courte méditation apaisante. Mettez-vous à l'aise, fermez les yeux et concentrez-vous sur votre respiration, en visualisant le stress qui s'échappe de chaque partie du corps.

Jour 10 :

La 10e journée de yoga sur chaise pour les femmes âgées comprend une séance axée sur la respiration profonde. L'objectif est de stimuler la concentration grâce à des exercices de respiration contrôlée. Ces exercices aident à calmer l'esprit, à réduire le stress et à disperser l'oxygène dans tout le corps.

Étapes de la séance

1. Se mettre à l'aise : Cherchez un endroit serein et asseyez-vous confortablement sur votre chaise. Gardez le dos droit et les pieds à plat sur le sol. Laissez vos épaules se détendre et se reposer. Placez une main sur votre ventre pour mieux sentir vos inspirations et expirations.
2. Trouvez un coin paisible. Asseyez-vous bien droit sur votre chaise, les pieds fermement posés sur le sol.
3. Assurez-vous que vos épaules sont détendues. Posez une main sur votre ventre pour surveiller votre respiration.
4. Respiration diaphragmatique : concentrez-vous sur le gonflement de votre ventre en inspirant lentement par le nez. Expirez ensuite lentement par la bouche ou le nez, en observant votre ventre se dégonfler. Faites cela pendant 5 à 10 minutes pour engager pleinement vos poumons et absorber l'oxygène1.
5. Concentrez-vous sur l'inspiration lente par le nez. Observez votre ventre se gonfler.
6. Exhalez lentement, par la bouche ou le nez. Regardez votre ventre se dégonfler.
7. Répétez ce processus pendant 5 à 10 minutes. Cela augmente la fonction de vos poumons et l'absorption d'oxygène1.
8. Exercez-vous à la pratique de la respiration 4-7-8 : Inspirez par le nez en comptant jusqu'à quatre. Retenez cette respiration pendant sept longues périodes. Ensuite, expirez complètement par la bouche en comptant jusqu'à huit. Ce simple geste

peut vous aider à vous détendre et à vous concentrer. Faites ce cycle pendant quelques minutes.

9. Inspirez par le nez en comptant jusqu'à quatre.
10. Tenez cette respiration en comptant jusqu'à sept.
11. Expirez par la bouche en comptant jusqu'à huit.
12. Ce geste peut aider à détendre l'esprit et à aiguiser l'attention. Recommencez ce cycle pendant quelques minutes.
13. Pratique de cohérence du cœur : Inspirez doucement par le nez pendant cinq fois, en laissant votre estomac se gonfler. Expirez lentement par la bouche en comptant jusqu'à cinq. Faites cela pendant cinq minutes. Cette pratique facile aide à maîtriser le stress et les sentiments.
14. Inspirez doucement par le nez pendant cinq comptes, en sentant votre estomac se dilater.
15. Expirez lentement par la bouche pendant cinq autres comptes.
16. Faites ce cycle pendant cinq minutes. Cette tâche facile permet de mieux gérer le stress et les sentiments.
17. Méditation de fin de séance : Une fois la respiration profonde terminée, passez un moment tranquille. Examinez les effets de la respiration sur votre bien-être mental et physique. Terminez la séance par un geste de gratitude pour le temps consacré à l'amélioration de votre santé.
18. Une fois la routine de respiration terminée, passez quelques instants au calme.
19. Vérifiez l'impact de la respiration sur votre santé mentale et votre condition physique.

Jour 11 :

Le 11e jour du programme avancé de yoga sur chaise pour les femmes de plus de 60 ans, nous nous concentrons sur des poses pour une meilleure flexibilité de la colonne vertébrale. Notre objectif ? Augmenter le mouvement de la colonne vertébrale, ce qui est crucial pour une bonne posture et pour éloigner les douleurs dorsales.

Comment se déroulera la séquence ?

1. Commencez par des rotations douces de la tête et du cou. Ensuite, continuez avec des rotations des épaules pour préparer le dos au mouvement.
2. Par la suite, nous avons la pose de la chaise du chat et de la vache. Commencez par vous asseoir sur le bord de votre chaise, les mains reposant sur vos genoux. Vous alternerez entre cambrer le dos (comme un chat) et le courber vers le bas (comme une vache), tout en respirant de façon rythmée3.

3. Les deux mouvements suivants sont arrondir le dos (comme un chat) et le cambrer (comme une vache). Pendant ce temps, vous devez garder la respiration en synchronisation avec le mouvement.

4. Poursuivons avec les torsions en position assise : Toujours assis, faites pivoter le haut du corps d'un côté puis de l'autre. Vos hanches doivent être tournées vers l'avant, utilisez vos mains pour rendre la torsion plus profonde.

5. Restez où vous êtes, puis tournez le torse, en alternant les côtés. Les hanches ne doivent pas bouger et les mains doivent augmenter l'intensité de la torsion1.

6. Inclinez-vous d'un côté à l'autre : Asseyez-vous. Inclinez-vous à gauche et à droite, en levant un bras au-dessus de votre tête. Cela permet d'étirer le côté de la colonne vertébrale.

7. Depuis la position assise, penchez-vous à droite, puis à gauche. Levez un bras en vous inclinant pour obtenir un bon étirement latéral le long de votre colonne vertébrale1.

8. Flexion vers l'avant : Asseyez-vous. Penchez-vous doucement vers l'avant tandis que vos mains se déplacent vers vos pieds. Cela permet d'étirer le dos et les ischio-jambiers.

9. Extension du dos : Placez-vous derrière une chaise. Mains sur le dossier. Poussez vos hanches vers l'avant, soulevez votre sternum et votre tête. Il s'agit d'une extension douce du dos.

Jour 12 :

Le 12e jour de notre série de yoga sur chaise pour les femmes de plus de 60 ans, nous nous concentrons sur un cours qui combine des mouvements d'étirement dans un flux fluide. Notre objectif est de combiner les avantages de chaque pose pour un entraînement de yoga total qui engage votre corps et votre esprit.

Déroulement de la séquence

1. Échauffement : Commencez par des mouvements articulaires simples et des étirements légers pour nous préparer à la séance.

2. Routine d'étirement : Ici, nous enchaînons des poses qui augmentent la souplesse dans différentes zones du corps, en passant d'une position à l'autre en douceur. Nous alignons également chaque mouvement sur votre respiration. Par exemple, commencez par une position debout en pince (Uttanasana) qui vise à étirer les jambes vers l'arrière. Poursuivez avec une torsion assise pour la mobilité de la colonne vertébrale, puis passez à une posture d'ouverture de la poitrine pour améliorer votre respiration.

3. Continuez à enchaîner les poses qui travaillent la souplesse des différentes parties du corps, en passant d'une posture à l'autre en douceur. Synchronisez chaque mouvement avec votre respiration.

4. Par exemple, commencez par la posture de la pince debout (Uttanasana) pour étirer le dos des jambes, suivie d'une torsion assise pour la mobilité de la colonne vertébrale, puis d'une posture d'ouverture de la poitrine pour améliorer votre respiration.

5. La posture de l'ouverture de la poitrine est une posture qui permet d'améliorer la respiration et d'améliorer la qualité de vie.

6. Mouvements clés : Utilisez des mouvements comme le chat-vache pour la souplesse de la colonne vertébrale, le guerrier pour la puissance et l'équilibre, et l'extension du dos pour équilibrer les flexions avant14.

7. Faites le chat-vache pour la souplesse de la colonne vertébrale, le guerrier pour la force, l'extension du dos pour équilibrer les flexions avant14.

8. La fluidité entre les mouvements : Assurez des transitions douces et intentionnelles - laissez la respiration vous guider.

9. Déroulement final : Terminez par une relaxation profonde, l'aisance du corps, la paix de l'esprit.

Jour 13 :

Le 13e jour du programme de yoga sur chaise pour les femmes de plus de 60 ans présente la respiration carrée (Sama Vritti). Il s'agit d'un exercice de respiration profonde et apaisante qui fait partie du pranayama, une discipline respiratoire yogique. Il est idéal pour réduire le stress, soulager l'anxiété et améliorer le bonheur en général. Voici comment cela se passe:

La séance commence lorsque vous êtes confortablement assis sur une chaise. Votre dos est droit, vos pieds sont à plat sur le sol et vos épaules sont détendues. La respiration carrée consiste à compter quatre fois de façon égale : inspirer, retenir l'air dans les poumons, expirer et maintenir les poumons vides. Vous inspirez et expirez par le nez, ce qui signifie que vous pouvez faire cet exercice n'importe où, n'importe quand et dans n'importe quelle position sans attirer l'attention.

Pour commencer, respirez lentement et profondément par le nez, en comptant chacun des quatre temps. Sentez l'air remplir vos poumons et gonfler votre ventre. Ensuite, retenez votre souffle à pleins poumons et comptez à nouveau quatre temps. Ensuite, expirez par le nez en comptant à nouveau quatre temps, en vous assurant que vos poumons sont complètement vides. Ensuite, retenez votre souffle avec les poumons vides pour un autre compte de quatre. Cet exercice bénéfique doit être pratiqué pendant plusieurs minutes, en commençant par une dizaine de cycles. Vous pouvez ensuite augmenter jusqu'à 20 cycles pour maximiser les résultats. N'hésitez pas à faire cet exercice deux ou trois fois par jour.

L'exercice de respiration carrée est à la fois facile et efficace, à la portée de tous. Il favorise la relaxation, la concentration dans l'instant présent et une meilleure attention. Lorsque nous contrôlons intentionnellement notre respiration, nous sommes en phase avec notre système nerveux autonome. Cela nous aide à équilibrer nos émotions et à atteindre la tranquillité. Cette technique augmente également le niveau d'oxygène dans le cerveau, ce qui favorise la concentration.

Cet exercice est utile dans la vie quotidienne, car il permet de soulager le stress et d'apaiser les sentiments d'anxiété. Il est pratique à tout moment et en tout lieu, que l'on soit assis, debout ou couché. Il est également bénéfique dans le cadre d'un entraînement physique, avant un discours public ou tout autre événement susceptible d'induire du stress.

Jour 14 :

Le 14e jour du guide de yoga sur chaise pour les femmes âgées est axé sur la relaxation et la pensée positive. Cette séance vise à réduire le stress, physique et mental, et à favoriser un état d'esprit calme.

Déroulement des exercices

Vous commencez par vous asseoir confortablement sur une chaise. Votre dos doit être droit, vos talons posés sur le sol et vos épaules relâchées. Pour de meilleurs résultats, choisissez un endroit calme où personne ne vous interrompra.

La relaxation commence par la respiration. Remarquez comment votre souffle entre et sort naturellement. Le simple fait d'observer votre respiration peut vous aider à concentrer votre esprit et à préparer votre corps à la relaxation.

Par la suite, tournez votre esprit vers différentes parties de votre corps, en commençant par vos orteils et en terminant par votre tête. Lorsque vous expirez, imaginez que la tension disparaît de la partie sur laquelle vous vous concentrez. C'est une méthode qui peut aider à détendre chaque muscle, encourageant ainsi une relaxation complète.

Quand votre corps se sent complètement détendu, il est temps de passer à la pensée positive. On vous demandera d'imaginer un endroit paisible, comme une plage tranquille ou un jardin plein de vie. Cet endroit imaginé vous permet de visualiser des scènes, des couleurs, des sons et des sentiments paisibles qui vous apportent bonheur et satisfaction.

Ces visualisations peuvent renforcer les bonnes émotions et réduire les émotions négatives.

Lorsque la séance se termine, vous commencez lentement à remarquer la pièce autour de vous. Prenez quelques respirations profondes et régulières, remuez un peu vos doigts et vos orteils, puis ouvrez doucement les yeux.

Ce n'est pas une mauvaise idée de terminer une séance de yoga par une détente sérieuse et des pensées joyeuses. Cela permet d'associer les bienfaits de la pratique pour le corps et l'esprit. De plus, cela favorise la gratitude et le calme dans les tâches quotidiennes.

Troisième semaine : Intégration et approfondissement

Jour 15 :

Pour notre 15e jour du programme de yoga sur chaise conçu pour les femmes de plus de 60 ans, nous allons rafraîchir les poses passées et ajouter des étirements simples pour les jambes. Aujourd'hui, l'accent est mis sur l'amélioration de la souplesse et de la mobilité des jambes et sur le rappel de ce que nous avons accompli jusqu'à présent.

Commencez par un échauffement de base, en préparant votre corps. Cet exercice cible principalement les articulations et les muscles des jambes. Vous pouvez faire des cercles avec les chevilles, plier et étendre les genoux, et faire des exercices faciles avec les hanches pour favoriser la circulation sanguine dans les jambes.

Par la suite, nous revisiterons les poses fondamentales que nous avons apprises, en veillant à la fois à une posture correcte et à la précision de l'exécution. L'objectif est de réussir chaque pose pour un maximum d'effet et un minimum de dommages.

Après avoir fait les révisions, nous passons aux étirements des jambes. Il s'agit de poses de chaise modifiées, par exemple des variations de la pose de la pince (Paschimottanasana) où nous nous penchons simplement vers l'avant pour donner à l'arrière de nos jambes un bel étirement. Nous avons également des ouvertures douces des hanches destinées à améliorer la mobilité et la flexibilité des hanches. La respiration en rythme améliore les étirements et favorise la relaxation. Nous terminons la séance par un bref moment de relaxation pour permettre à tous les bienfaits des poses et des étirements de s'imprégner de la séance. Notre corps se sent ainsi parfaitement à l'aise et notre esprit en paix.

Cette séance vise à trouver un juste milieu. Il passe en revue les apprentissages passés, ajoute de nouvelles choses pour une croissance continue du yoga sur chaise, et prend soin de la santé et du mouvement des jambes.

Jour 16 :

Notre 16e jour dans le guide de yoga sur chaise pour les femmes de plus de 60 ans est consacré à la maîtrise du mouvement d'extension du dos sur chaise. Ce mouvement vise à renforcer le dos. Il améliore notre posture, soulage le stress dorsal et renforce les muscles du bas du dos.

Pour commencer, installez-vous confortablement sur votre chaise, les pieds fermement posés sur le sol. Assurez-vous que votre dos est droit pendant que vous faites ce mouvement pour en tirer le meilleur parti et rester en sécurité.

Quand vous êtes prêt à faire l'extension du dos sur la chaise, mettez vos mains sur vos hanches ou saisissez le dessus de la chaise pour vous soutenir. Inspirez profondément et, lorsque vous expirez, inclinez lentement le haut de votre corps vers l'arrière. Veillez à bouger à partir du bas du dos. Protégez votre cou en rentrant un peu le menton, et bougez toujours en douceur, sans forcer.

Gardez cette position penchée vers l'arrière pendant quelques respirations, en vous concentrant sur l'ouverture de votre poitrine et le renforcement de votre dos. Puis, tout en inspirant lentement, revenez à votre position de départ.

Pour terminer, faites une légère flexion avant pour équilibrer votre colonne vertébrale. Maintenez un dos bien droit tout en vous penchant doucement vers l'avant à partir des hanches.

Notre rencontre se termine par un petit moment de détente. Concentrez-vous sur de longues respirations et lâchez intentionnellement les raideurs de votre dos et de votre corps tout entier.

Jour 17 :

Au 17e jour de notre programme, nous allons nous concentrer sur la fluidité de nos mouvements. L'objectif avec cette séance ? Faire coïncider vos gestes et votre respiration, tout en améliorant notre souplesse musculaire et notre mobilité générale.

Commencez par un léger échauffement qui met tout le corps en mouvement. Ce qui vous attend? Des rotations d'épaules pour assouplir les articulations, des flexions latérales pour assouplir le torse et des mouvements de hanches pour faire circuler le sang.

Par la suite, nous faisons des exercices de coordination, en mélangeant les mouvements des bras et des jambes. Imaginez que vous soulevez votre bras droit et votre jambe gauche ensemble, puis que vous passez de l'autre côté. N'oubliez pas que la stabilité est la clé, tant pour l'équilibre que pour la respiration.

La fluidité est la prochaine étape, avec des liens fluides d'une posture de yoga à l'autre, tout en gardant une respiration régulière. Pensez à la pose du chat glissant vers la pose de la vache sur chaise, en inspirant et en expirant tout le long.

En dernier lieu, nous avons un tas de mouvements pour rendre notre colonne vertébrale souple et flexible. Les torsions douces en position assise sont la vedette ici, faisant tourner notre colonne vertébrale dans tous les sens. Ce qui compte, c'est que notre colonne vertébrale soit libre et moins rigide. La liberté pour notre colonne vertébrale et moins de raideur dans notre dos.

Cette séquence se clôture par une relaxation totale, laissant le corps se relâcher totalement et l'esprit s'apaiser. Elle peut contenir un bref voyage de pensées apaisantes ou un parcours visuel pour renforcer le lien entre l'esprit et le corps, en enracinant encore davantage les acquis de la pratique.

Jour 18 :

Nous en sommes au 18e jour de la série de yoga sur chaise pour les femmes de plus de 60 ans, qui se concentre sur des changements de posture simples pour améliorer la mobilité. Dans ce cours, nous allons essayer de nouvelles versions de poses familières pour améliorer le mouvement et la flexibilité de notre corps.

Commencez par un échauffement de tout le corps, préparant vos muscles et vos articulations. Cet échauffement peut inclure des cercles d'épaules faciles, des étirements sur les côtés du corps et des cercles de hanches pour faire circuler le sang.

Par la suite, nous explorerons des modifications douces de poses que vous connaissez bien. Prenons par exemple le pliage avant (Paschimottanasana) : au lieu de se plier à partir d'une position assise au sol, on peut s'asseoir sur une chaise et se plier à la taille pour atteindre ses orteils, le dos bien droit. Cette modification permet d'étirer le bas du corps et est facile à réaliser pour les personnes dont la souplesse est limitée.

La pose du guerrier modifiée (Virabhadrasana) est une autre option. Vous pouvez utiliser la chaise pour soutenir une jambe tout en étendant l'autre, en vous concentrant sur l'ouverture des hanches et le renforcement des jambes.

Il existe également des poses pour améliorer la mobilité de la colonne vertébrale, comme des pirouettes faciles en position assise pour des étirements de tout le corps. Cela permet d'améliorer la flexibilité de la colonne vertébrale et de soulager les tensions dorsales.

La séance se termine par une relaxation totale. Elle permet au corps de se relâcher et à l'esprit de s'apaiser. Une méditation plus courte ou une guidance visuelle peuvent être ajoutées. Elle renforce le lien entre le corps et l'esprit et complète les bienfaits de la pratique.

Jour 19 :

Notre 19ème jour dans le programme de yoga sur chaise pour les femmes de plus de 60 ans se concentre sur des exercices de respiration profonde. Ces exercices permettent d'augmenter la puissance de vos poumons. Une meilleure circulation de l'oxygène dans votre corps, des tissus pulmonaires plus souples et une guérison plus rapide sont les avantages que vous remarquerez grâce à cette pratique.

Commencez par vous installez confortablement sur une chaise. Détendez-vous. Respirez avec votre diaphragme.

Vous pouvez également appliquer la technique de la respiration 4/7/8.

Jour 20 :

Vous en êtes au 20e jour du programme. Il encadrera un style extensible dans un ordre fluide, en nous inspirant du yoga Vinyasa. Cette séance active a pour but de réchauffer votre corps, d'endurcir vos muscles et d'augmenter votre capacité d'étirement tout en liant les mouvements à votre respiration.

Commencez par un échauffement pour mettre votre corps à bord, en choisissant des mouvements qui impliquent l'ensemble du corps. Il peut s'agir de rotations douces des épaules, d'inclinaisons latérales du corps et de rotations des hanches pour améliorer la circulation sanguine et préparer les muscles et les articulations.

Par la suite, nous nous concentrons sur des positions fluides alignées sur la respiration. On peut commencer par la posture de la montagne (Tadasana) en levant les bras pendant l'inspiration, suivie d'une flexion avant (Uttanasana) sur l'expiration. Nous pouvons également mélanger d'autres positions comme la position du chien tête en bas (Adho Mukha Svanasana) et la position de la planche (Chaturanga Dandasana) pour renforcer les bras, les jambes et la région de l'estomac. Ce mouvement gracieux permet de rester concentré et de renforcer le lien entre le corps et l'esprit.

Dans la session, vous verrez des poses de détente comme la pose de l'enfant (Balasana). Cela permet aux participants de récupérer entre les exercices plus difficiles. La durée des séances varie en fonction des objectifs. Les exercices du matin durent entre 15 et 30 minutes et ceux du soir peuvent prendre plus de temps.

Enfin, la séance se clôturera par Savasana, une pose très relaxante. Elle permet d'absorber toutes les bonnes choses de la séance. Dans cet état de repos, nous rappelons aux gens de laisser tomber le stress et de se concentrer sur de grandes respirations régulières.

Jour 21 :

La séance du 21e jour est consacrée à la méditation guidée pour un esprit paisible. Elle utilise des étapes faciles qui aident à calmer vos pensées, à réduire le stress et à apporter un profond sentiment de calme.

Pour commencer, trouvez un bon endroit où vous asseoir. Une chaise, c'est parfait. Gardez le dos droit pour respirer facilement. Assurez-vous que vos pieds touchent le sol. Vos mains peuvent reposer sur vos genoux ou sur vos genoux. Choisissez un endroit calme. Vous ne voulez pas que quelqu'un vous dérange pendant que vous méditez.

Puis, fermez doucement les yeux. Prêtez attention à votre respiration. Remarquez comment l'air entre et sort. Le fait d'y prêter attention vous aide à calmer votre esprit. Votre corps commence également à se détendre.

Dernière semaine : Exercice personnel et consolidation

Jour 22 :

Jour 22 de votre programme, nous pratiquerons et inspecterons les mouvements de yoga. Nous nous concentrons sur la netteté et la précision, afin que vous vous sentiez en confiance. Cette vérification de la pratique garantit que vos mouvements sont corrects, ce qui favorise de bonnes habitudes de yoga et réduit les risques de blessures. Il s'agit d'exercices qui sollicitent l'ensemble du corps. Il se peut que vous fassiez de légers roulements d'épaules, des inclinaisons latérales ou des cercles de hanches. Tout cela a pour but de faire circuler le sang et de préparer les muscles et les articulations.

Une fois échauffés, nous reverrons les mouvements de yoga que nous avons appris. Nous irons lentement, en examinant attentivement le positionnement et la fluidité de chaque mouvement. Dans des mouvements comme le chien tourné vers le bas (Adho Mukha Svanasana), nous examinerons les aspects importants de la pose. Un entraîneur peut conseiller des ajustements pour perfectionner le mouvement, en se concentrant sur la façon dont vous répartissez votre poids, sur les muscles que vous utilisez et sur les techniques de respiration adaptées à chaque pose.

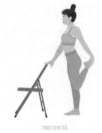

Concluez par un travail de respiration dans les poses. Cela souligne à quel point il est crucial de lier votre respiration à vos mouvements. Cette technique améliore la concentration, laisse passer plus d'oxygène et construit un lien solide entre le corps et l'esprit.

Pour terminer cette session, accordez-vous un moment de repos profond. Cela permet d'absorber complètement les bienfaits de la séance. Relâchez toute tension et à vous concentrer uniquement sur des respirations régulières et profondes.

La séance se termine par un moment de repos profond qui permet d'absorber complètement les bienfaits de la séance.

Jour 23 :

Pour ce 23e jour du programme de yoga sur chaise conçu pour les femmes de plus de 60 ans, nous visons à pratiquer des poses en nous tenant debout à côté de la chaise. L'objectif est d'améliorer l'équilibre. Avec l'aide de la chaise pour le soutien, cela améliore la sécurité et la facilité pendant le régime, en augmentant la stabilité, la coordination et la force.

Voici des exemples d'exercices que vous pourrez pratiquer durant cette séance (au choix) après votre échauffement :

1. L'arbre (Vrksasana) : Tenez-vous debout près d'une chaise et tenez légèrement le dossier. Transférez le poids de votre corps sur un pied. L'autre pied repose maintenant sur votre cuisse ou votre mollet, mais jamais sur le genou. Fixez un point devant vous pour garder l'équilibre. Maintenez la position avant de passer à l'autre pied.
2. Position du guerrier II avec appui sur une chaise: Près d'une chaise, posez une main sur le dossier. Tendez l'autre bras, parallèle au sol. Faites un grand pas en arrière avec le pied le plus éloigné de la chaise. Votre pied avant reste droit et votre pied arrière reste aligné avec le bord arrière du tapis. Pliez votre genou avant

à angle droit, en veillant à ce qu'il soit aligné avec votre cheville. Regardez au-delà de votre main avant et gardez votre corps ouvert, les épaules détendues. Changez de côté après quelques respirations.

3. Inclinaison latérale avec l'aide d'une chaise: Tenez-vous à côté d'une chaise et posez une main sur le dossier. L'autre main est tendue au-dessus de votre tête. Penchez-vous légèrement d'un côté, tandis que votre bras supérieur reste près de votre oreille. Cette posture étire votre côté et vous aide à garder l'équilibre. Ensuite, recommencez de l'autre côté.

4. Fente avant appuyée sur une chaise: Faites face à une chaise et touchez le dossier. Reculez un pied, les deux pieds dirigés vers l'avant. Pliez votre genou avant en formant un angle droit, votre genou et votre cheville doivent correspondre. Gardez le dos droit, les yeux devant vous. Restez comme cela un moment, puis changez de jambe.

Jour 24 :

Au 24e jour du programme, on se concentre sur la synchronisation et l'aisance dans le mouvement. L'objectif ? Une meilleure harmonie entre les parties du corps, des mouvements fluides et une plus grande conscience du corps. Alors, que se passe-t-il dans une leçon qui met l'accent sur l'équilibre et la fluidité du mouvement ?

Nous commençons par des échauffements, en mettant tout notre corps en action. Il se peut que vous fassiez des rotations douces des épaules, des inclinaisons latérales du corps et des déplacements de hanches pour stimuler la circulation sanguine et préparer vos muscles et vos articulations.

Puis, nous nous tournons vers des exercices d'équilibre spécifiques. Prenons cet exemple. On vous demandera peut-être de soulever alternativement un bras et une jambe contrastée, en vous équilibrant du mieux que vous pouvez. Vous pouvez vous aider de la chaise si nécessaire. C'est un excellent moyen de travailler l'équilibre, la coordination et la force du tronc.

Pour des mouvements plus fluides, les changements de posture en douceur font partie du processus de yoga. Il est essentiel de garder une respiration régulière et fluide. Pensez à passer en douceur d'une posture de chat à une posture de vache-chaise, en chorégraphiant chaque changement avec vos inspirations et expirations.

Lorsque l'entraînement se termine, nous nous concentrons sur la relaxation de tout le corps et l'aisance de l'esprit. Une courte méditation ou des images guidant l'esprit peuvent faire partie de cet exercice, afin de consolider le lien entre le corps et l'esprit et de mettre en évidence les bénéfices de la pratique.

Jour 25 :

Le 25e jour du cours de yoga sur chaise commence par une exploration des postures de yoga faciles. Dans cette session, vous découvrirez différentes façons de faire du yoga qui aident vos articulations à mieux bouger et vos muscles à rester souples.

La session débute par un échauffement impliquant toutes les parties du corps. Cet échauffement peut comprendre des cercles d'épaules faciles, des flexions latérales douces et des cercles de hanches pour favoriser la circulation sanguine et préparer les muscles et les articulations.

Par la suite, concentrez-vous sur des versions faciles de postures traditionnelles. Pour la posture de la flexion avant, ou Paschimottanasana, vous pouvez vous asseoir et vous pencher sur leurs orteils, en veillant à ce que votre dos reste droit. Cette posture facile permet d'étirer les jambes et le bas du dos tout en restant accessible aux personnes moins souples.

Modifiez la posture du guerrier, ou Virabhadrasana. Ici, vous pouvez appuyer une jambe sur la chaise, en étirant l'autre derrière. Cette posture aide à ouvrir les hanches et à renforcer les jambes.

Faites également des poses qui aident à assouplir la colonne vertébrale. Des torsions douces en position assise permettent d'étirer et de mobiliser la colonne vertébrale dans différentes directions, ce qui accroît la souplesse et réduit les tensions au niveau du dos.

Lorsque la séance est terminée, vous détendez complètement votre corps et votre esprit. Il peut s'agir d'une méditation rapide ou d'une imagerie ciblée. Cela permet à votre corps et à votre esprit de se rapprocher, et vous aide à tirer le meilleur parti de ce que vous avez accompli jusqu'ici.

Jour 26 :

Le 26e jour du programme de yoga sur chaise pour les femmes de plus de 60 ans, vous apprendrez la respiration carrée ou Sama Vritti. Il s'agit d'une technique de contrôle de la respiration. Le temps utilisé pour inspirer, retenir la respiration, expirer et retenir à nouveau la respiration reste le même. Cette technique permet de réduire le stress, d'améliorer la concentration et de cultiver la paix intérieure.
La respiration carrée est assez simple. Tout d'abord, asseyez-vous confortablement, le dos bien droit et les pieds à plat. Fermez les yeux pour ne pas être distrait et concentrez-vous sur votre respiration. Inspirez lentement par le nez en comptant jusqu'à quatre. Comptez à

nouveau jusqu'à quatre tout en retenant cette respiration complète. Puis, expirez lentement par le nez en comptant jusqu'à quatre. Terminez en retenant une respiration à poumons vides pendant un autre décompte jusqu'à quatre. Vous recommencez ce cycle. Commencez par un minimum de dix fois. Si vous vous sentez plus détendu, allez jusqu'à 20 fois.

Jour 27 :

Le 27e jour du programme comprend un mélange approfondi de toutes les compétences acquises jusqu'à présent. Cette journée est conçue pour fusionner les avantages individuels de chaque pose en un cycle fluide qui engage le corps et l'esprit tout entiers.

Le cours commence par un simple échauffement. Il y a des roulements d'épaules, des flexions latérales et des rotations de hanches pour aider à revitaliser le flux sanguin et équiper les muscles et les articulations pour la session.

Puis, nous passons à une série progressive de poses en synchronisation avec les cycles de respiration. Les transitions fluides sont essentielles, car chaque participant passe d'une pose à l'autre. Le cours peut comporter des versions assises de poses telles que la flexion avant, le guerrier, la pose de l'arbre et d'autres poses essentielles apprises dans les phases précédentes.

Notamment, la pratique incorpore un travail approfondi sur la respiration parallèlement aux poses physiques pour une concentration raffinée sur la respiration et la synchronisation des mouvements. Cette attention particulière stimule la concentration, optimise l'absorption d'oxygène et renforce le lien entre le corps et l'esprit.

La séance se termine par une pose de relaxation profonde, appelée Savasana, qui permet d'absorber véritablement les bienfaits de l'ensemble de la pratique. En se relaxant, les participants peuvent évacuer tout stress résiduel et se concentrer sur le maintien d'un rythme respiratoire régulier.

Mélanger des mouvements souples dans un schéma fluide est une excellente méthode pour mettre en pratique ce que vous avez appris. Vous tirerez le meilleur parti des avantages du yoga sur chaise. Cela favorise une routine unifiée qui nourrit le corps et le cerveau de manière égale.

Jour 28 :

Le 28e jour est un jour spécial. Marquez quatre semaines d'apprentissage par une petite célébration. Aujourd'hui, il est question de relaxation profonde et de gratitude.

Commencez par vous installer confortablement sur la chaise, le dos bien droit. Nous prendrons quelques minutes pour réfléchir à tous les changements positifs apportés par 28 jours de yoga. Pensez à l'amélioration de la souplesse, de la force musculaire, de l'équilibre et du calme intérieur.

Par la suite, détendez votre corps petit à petit pour relâcher toute tension physique. Vous vous concentrerez sur votre respiration pendant cette relaxation.

Passez ensuite à la gratitude. Soyez reconnaissant pour les efforts fournis par votre corps pendant tous ces cours, votre esprit pour avoir tenu bon, et la vie pour ce cadeau qu'est le yoga sur chaise, que vous pouvez maintenant intégrer à votre vie.

Terminez par une brève méditation. Ici, visualisez que vous emportez avec vous tous les progrès que vous avez réalisés et ce que vous avez appris pour continuer à récolter les fruits du yoga même après la fin de ce cours.

Cette étape importante vous permet de reconnaître le chemin parcouru. C'est aller de l'avant avec confiance, en continuant ce voyage du yoga sur chaise dans votre vie de tous les jours.

Chapitre 5 : Plan de nutrition sur 30 jours

Jour	Petit Déjeuner	Déjeuner	Diner
1	Œufs Brouillés, Pain Complet Et Orange Pressée	Poulet Rôti Avec Du Riz Brun, Des Carottes Et Une Salade	Saumon Poêlé, Une Pomme De Terre Au Four Et Des Épinards
2	Porridge Mixé À Base De Fruits Rouges Et De Noix De Cajou	Steak De Thon Avec Du Quinoa, Des Courgettes Sautées Et Une Salade	Un Chili Sin Carne, Du Riz Brun Et Du Yaourt Grec
3	Smoothie Banane-Épinards Accompagné De Deux Œufs Durs	Salade De Poulet, D'avocat Et De Riz Brun	Brandade De Poisson, La Ratatouille Et Le Fromage De Chèvre
4	Muesli Bircher Avec Des Fruits Secs Et Du Lait D'amande	Salade Verte Accompagnée De Thon Et D'un Toast À L'avocat	Chili Végétarien Servi Avec Du Riz Brun Et Du Yaourt Grec
5	Flocons D'avoine, Du Lait D'amande, Des Myrtilles Et Des Noix	Salade De Quinoa Comprenant Du Saumon Fumé Et De L'avocat	Escalope De Dinde Accompagnée De Riz Ou De Crudité
6	Shake Banane-Épinards Et Deux Œufs Durs	Un Steak De Thon, Du Quinoa, Des Courgettes Sautées Et Une Salade	Riz Complet, Sin Carne Et Yaourt Grec
7	Flocons D'avoine Accompagnés De Lait D'amande, De Myrtilles Et De Noix	Salade De Poulet Agrémentée D'avocat Et De Riz Brun	Brandade De Poisson, Fromage De Chèvre Et Ratatouille
8	Yaourt Grec, Fruits Frais, Muesli Aux Fruits Secs	Salade De Lentilles, Feta Et Légumes Croquants	Poulet Rôti, Pommes De Terre Au Four, Haricots Verts

9	Fromage Blanc, Compote De Pommes, Noix Et Cannelle	Wrap Au Thon, Avocat Et Roquette	Saumon Poêlé, Quinoa, Courgettes Sautées
10	Pancakes À La Farine D'avoine, Sirop D'érable, Fruits Frais	Salade De Riz Complet, Edamame Et Saumon	Omelette Jambon Fromage, Salade Verte
11	Flocons D'avoine, Lait De Soja, Pomme Râpée, Raisins Secs	Tartine À L'avocat Et Oeuf Poché	Purée De Lentilles Corail, Oeuf Poché, Jeunes Pousses
12	Pain Complet, Beurre De Cacahuète, Banane Écrasée	Salade De Pâtes Au Pesto Et Poulet	Croque-Monsieur Au Jambon Blanc, Salade Verte
13	Bagel Au Saumon Fumé Et Fromage Frais	Bowl De Boulgour, Falafels Et Légumes Rôtis	Poisson Pané, Purée De Patates Douces, Salade

14	Omelette Aux Légumes, Pain Complet	Sandwich Au Beurre De Cacahuète Et Banane	Salade De Quinoa, Feta Et Légumes Grillés
15	Yaourt Grec, Granola Maison, Baies Fraîches	Salade De Couscous Aux Crevettes Et Agrumes	Soupe Miso Avec Tofu Et Algues, Riz Complet
16	Porridge Chocolat-Banane, Amandes Effilées	Tartine Au Fromage De Chèvre Frais Et Tomates Séchées	Galette De Boulgour, Crudités, Fromage De Chèvre
17	Houmous D'edamame Sur Pain Pita, Concombre Et Tomates Cerises	Poke Bowl Au Saumon Et Quinoa	Salade De Riz Sauvage, Crevettes Et Agrumes
18	Smoothie Aux Épinards, Kiwi Et Graines De Chia	Salade De Chou Kale, Avocat Et Graines De Courge	Croque Tofu Végétal, Frites De Patates Douces
19	Muesli Aux Fruits Rouges, Lait De	Burrito Au Poulet Épicé Et Haricots	Salade De Pousses D'épinards, Avocat

	Coco, Noix De Cajou	Noirs	Et Oeuf Mollet
20	Pancakes À La Courgette, Œuf Au Plat, Saumon Fumé	Salade De Riz Sauvage, Feta Et Radis	Pizza Végétarienne, Salade Verte
21	Pain Aux Céréales, Beurre De Cacahuète, Tranches De Pommes	Sandwich Au Thon Et Mayonnaise Allégée	Couscous Poulet Et Légumes, Yaourt Grec
22	Oeufs Brouillés À L'indienne (Curry, Coriandre), Pain Naan	Salade De Pâtes À La Grecque	Burger Végétal, Pommes De Terre Rissolées
23	Bircher Muesli À La Grecque (Yaourt Grec Et Fruits Secs)	Bowl Buddha Au Tofu Et Légumes Sautés	Tajine De Légumes, Semoule Aux Raisins Secs
24	Porridge À La Patate Douce, Lait D'amande, Cannelle	Wrap Végétarien (Houmous, Crudités, Quinoa)	Salade De Riz, Thon, Maïs Et Poivrons Grillés

25	Tartines Houmous De Haricots Rouges, Saumon Fumé Et Oignon Rouge	Salade De Betteraves, Chèvre Frais Et Noix	Brandade De Morue, Salade De Mâche Aux Noix
26	Pita Au Thon Et À L'avocat	Pita Falafel Et Crudités	Chili Aux Haricots Rouges, Riz Complet Et Yaourt Grec
27	Granola Maison, Yaourt Grec, Fruits Frais	Salade De Pommes De Terre, Harengs Et Oignons Rouges	Salade De Pâtes, Jambon De Dinde Et Parmesan
28	Oeufs Pochés, Épinards Sautés, Pain Aux Céréales	Salade De Riz, Crevettes Et Ananas Frais	Purée De Potiron, Falafels, Crudités
29	Bagel Fromage Frais-Saumon Fumé-Concombre	Salade De Lentilles Corail Et Feta Aux Herbes	Salade De Boulgour, Poulet Et Légumes Croquants
30	Omelette Aux Poivrons Rouges,	Wrap Au Poulet	Gratin De Courge Spaghetti

	Feta Et Basilic, Pain Pita	Caesar Et Parmesan	Accompagné D'une Salade Verte

Conclusion

Ce livre se termine par une promesse. Le yoga sur chaise pour les femmes de 60 ans et plus peut apporter de nombreux avantages. Pensez à la souplesse, à la diminution des douleurs articulaires, à l'amélioration du sommeil et à la réduction du stress et de l'anxiété. Le yoga sur chaise est une solution entièrement naturelle qui s'adresse à l'ensemble de la personne.

Il suffit de 10 minutes par jour. Essayez les poses, faites les exercices de respiration de ce livre. C'est votre ticket pour une santé et un bien-être à long terme. Il n'est jamais trop tard. Commencez dès maintenant et voyez comment votre corps et votre esprit deviennent plus paisibles.

Si vous n'êtes pas sûr de vous, essayez tout simplement ! Vous verrez, le yoga sur chaise est accessible aux débutants. Commencez lentement, connaissez vos limites, c'est sans risque.

Quel que soit votre âge ou votre état de santé, vous êtes encouragée à essayer cette voie du bien-être. Votre corps et votre esprit vous en seront reconnaissants.

Printed in France by Amazon
Brétigny-sur-Orge, FR